D1738873

VACUNAS, MENTIRAS Y PUBLICIDAD

Si este libro le ha interesado y desea que lo mantengamos
informado de nuestras publicaciones, puede escribirnos a
comunicacion@editorialsirio.com,
o bien suscribirse a nuestro boletín de novedades en:
www.editorialsirio.com

Título original: VACCINS, MENSONGES ET PROPAGANDE
Traducido del francés por Álvaro Ruiz de Luna
Diseño de portada: Editorial Sirio, S.A.

EDITORIAL SIRIO, S.A.
C/ Rosa de los Vientos, 64
Pol. Ind. El Viso
29006-Málaga
España

NIRVANA LIBROS S.A. DE C.V.
Camino a Minas, 501
Bodega nº 8,
Col. Lomas de Becerra
Del.: Alvaro Obregón
México D.F., 01280

DISTRIBUCIONES DEL FUTURO
Paseo Colón 221, piso 6
C1063ACC
Buenos Aires
(Argentina)

www.editorialsirio.com
sirio@editorialsirio.com

I.S.B.N.: 978-84-16579-29-7
Depósito Legal: MA-55-2016

Impreso en Imagraf Impresores, S. A.
c/ Nabucco, 14 D - Pol. Alameda
29006 - Málaga

Impreso en España

Puedes seguirnos en Facebook, Twitter, YouTube e Instagram.

SYLVIE SIMON

VACUNAS, MENTIRAS Y PUBLICIDAD

Para mi amiga Anne,
que siempre me ha dado consejos excelentes

Usted lo sabe mejor que yo: toda medicina oficial, desde la viruela y la tuberculosis hasta la gastroenteritis más vulgar, es presa de sistemas preconcebidos que buscan hechos para sostenerse y, cuando es necesario, los inventan o los imaginan. Por mucho que usted haga, contra todo sentido común vacunarán, inyectarán, [...] para matar al microbio, y la masa inconsciente lo aprobará mansamente. Por mucho que se escriba para demostrar que se equivocan y que mienten, no servirá de nada: ¡pobre espíritu humano!

Profesor Antoine Béchamp
(a su colega, el doctor Vindevogel)

PRÓLOGO

Siempre existe una solución sencilla para cada problema humano: definida, verosímil y falsa.

Somerset Maugham

Cuando la editorial Thierry Souccar entró en contacto conmigo para que escribiese una obra sobre las vacunas, mi primera reacción fue de rechazo, pues creía que ya lo había dicho todo sobre este asunto. Pero pensándolo más detenidamente, resulta que este tema es alimentado constantemente por nuevas declaraciones de las «autoridades» en cuestiones de vacunación, por la aparición de vacunas nuevas y sobre todo por la multiplicación exponencial de incidentes, lo cual contribuye a que sea hecesario actualizarlo una y otra vez.

Por mi terquedad al reincidir en este tema, alguien podría creer que soy una víctima que desea vengarse de sus predadores, lo que no es el caso en absoluto. Quiero señalar que no estoy vacunada, pues tuve la suerte de tener una madre muy informada sobre la salud y una médico de familia como ya casi no existen, que nos recetaba infusiones o caldos de legumbres en lugar de medicamentos, porque en aquella época solamente se les daban medicinas a los enfermos. No obstante, nadie de mi familia que viviera y comiera saludablemente estuvo nunca enfermo.

Insisto en esta lucha porque veo que la mayoría de las personas –incluidos los que vacunan– están totalmente desinformadas respecto al asunto de las vacunaciones. Creen que los microbios los acechan constantemente, que hay enfermedades benignas que son mortales, que la vacuna es el único remedio para todas estas amenazas y que, de todas maneras, si las vacunas no son útiles, no presentan tampoco peligro alguno. En el transcurso de los años y de mis numerosas conferencias, he conocido a millares –insisto en la palabra *millares*, porque se insinúa que habría un máximo de algunos centenares– de personas «bendecidas» por las vacunas, algunas atadas de por vida a una silla de ruedas y que no tienen más que un pesar: «¡Si lo hubiera sabido!». Por eso, voy a hacer todo lo que pueda para que se «sepa».

Muchos saben que los grandes medios de comunicación nos mienten y que nuestros dirigentes nos espetan «verdades» que en realidad no son más que mentiras; de hecho, pocos periodistas practican su oficio con discernimiento. La mayoría se contenta con tomar los comunicados de las agencias de prensa –sin verificarlos– o con repetir lo que ya han publicado sus colegas. Así no solamente perduran las mentiras, sino que engordan y se multiplican conforme se las repite. Multitudes de mentiras repetidas sin parar se han convertido en dogmas que desencadenan crisis de histeria cuando uno se atreve a cuestionarlos. Sin embargo, esos dogmas no son verdades, porque como decía Gandhi, «un error no se convierte en verdad por muchas veces que se repita. La verdad sigue siendo la verdad, incluso si nadie oye hablar nunca de ella». Además, la información se ha ido transformando poco a poco en una mercancía cuyo valor varía en función de la oferta y la demanda, hasta llegar al punto extremo de la desinformación actual o de la contrainformación, lo que es aún peor.

Los medios de comunicación no son los únicos responsables; en definitiva, no son más que los portavoces de un conjunto de instituciones que controlan las opiniones y los comportamientos, y que mantienen a la gente en la ignorancia. Como explica Noam Chomsky, filósofo radical de fama internacional y catedrático del MIT (Instituto Tecnológico de Massachusetts, por sus siglas en inglés):

> Los medios de comunicación no representan más que una pequeña parte de la vasta máquina de la propaganda. Existe un sistema de adoctrinamiento y de control mucho más grande en el que los medios de comunicación son solamente un engranaje: está la escuela, está la intelligentsia,* está toda la panoplia de instituciones que se esfuerzan en influir y controlar las opiniones y los comportamientos y, en gran medida, en mantener a la gente en la ignorancia.

* Conjunto de personas involucradas en actividades mentales y creativas para el desarrollo y divulgación de la cultura.

Como decía Rabelais, «la ignorancia es la madre de todos los males». Y la ignorancia que tiene que ver con la vacunación es a menudo lamentable.

LA LARGA HISTORIA DE LA VACUNACIÓN

Desde aparición de las vacunas, los individuos se han convertido en verdaderos depósitos de virus, y sus defensas inmunitarias están disminuidas de tal manera que cada día aparecen nuevas enfermedades incurables y gravísimas.

Dr. Louis bon de Brouwer,
Tú y tu salud

Se compara frecuentemente a la vacunación con el mitridatismo, que consiste en administrar un veneno, en dosis bajas al principio y luego progresivamente crecientes, con el propósito de acostumbrar al cuerpo a él. Este principio, utilizado desde la antigüedad, fue inmortalizado por el rey Mitrídates VI, quien, según la leyenda, consiguió de este modo la inmunidad a las sustancias tóxicas. Con el tiempo se pudo observar también que cuando uno había contraído una enfermedad infecciosa se mantenía protegido de ella para toda la vida.

A la viruela, que causó estragos durante siglos, le debemos la invención de la vacuna. Parece que el origen de esta enfermedad es muy lejano, ya que se han encontrado indicios de ella en los vestigios de la prehistoria: según ciertas cicatrices de pústulas halladas en su momia, el faraón Ramsés V murió de ella en el año 1157 antes de Cristo. A principios del siglo IV después de Cristo, Ge Hong, médico y alquimista chino, hizo la primera descripción de la enfermedad; posteriormente Aarón, médico de Alejandría, la mencionó en el siglo VII. Finalmente, un médico persa de nombre Al-Razi fue el primero en proporcionar un informe sintomático excelente en el siglo IX. En el XI, los chinos practicaban la variolización por vía nasal, que consistía en inmunizar a una persona sana poniéndola en contacto con el contenido de la sustancia que supuraba de las vesículas de un enfermo. Fue un médico taoísta quien llevó a China la técnica de inoculación, que se difundió progresivamente por todo el país. A pesar de sus resultados aleatorios, ya que la tasa de mortalidad podía alcanzar entre el 1 y el 2%, esta práctica se difundió progresivamente a lo largo de la Ruta de la Seda.

LA VIRUELA LLEGA A EUROPA

Se considera que la viruela fue introducida en Europa con las invasiones árabes, a continuación de la epidemia de La Meca en el año 572, tras la cual los cruzados la llevaron cada uno a su país. En el siglo XIII se conocía la enfermedad en toda Europa meridional. En esta época era muy temida, ya que moría una tercera parte de quienes la contraían y los que sobrevivían generalmente quedaban desfigurados.

En el año 1701, el médico griego Giacomo Pylarini llevó a cabo la primera inoculación en Constantinopla. Su técnica fue importada a Occidente a principios del siglo XVIII por lady

Mary Wortley Montagu, esposa del embajador de Gran Bretaña en Turquía, que la había aprendido del doctor Emmanuel Timoni, médico de la embajada británica en Estambul. El doctor Timoni, diplomado por la Universidad de Padua y miembro de la Royal Society de Londres desde 1703, publicó en 1713 un tratado sobre la inoculación. A partir de esa fecha se multiplicaron las publicaciones sobre ella.

Por costumbre se atribuye la invención de la variolización al médico inglés Edward Jenner, pero este método fue introducido en la Francia de la corte de Versalles, desde 1756, y lo experimentó en los hijos del duque de Orleans un médico suizo, el doctor Théodore Tronchin. En 1760, Daniel Bernoulli demostró que, a pesar de los riesgos, la generalización de esta práctica permitía ganar un poco más de tres años a la esperanza de vida que se daba en el nacimiento. Sin embargo, esta práctica suscitó la hostilidad de muchos médicos y por ello Francia fue una de las últimas naciones en adoptar el método, lo que hizo en 1764. La Facultad de Medicina de la Universidad de París, consultada por el Parlamento, emitió un fallo el 8 de junio de 1763 a favor de la inoculación por 52 votos contra 26. La variolización se convirtió en la primera técnica médica masiva, no para impedir el contagio de una enfermedad, sino para hacerla menos grave. Sin embargo, en el año 1803 el gobierno británico prohibió este procedimiento y respaldó la vacunación.

A partir de 1770, y en el transcurso de los años siguientes, varios médicos de Gran Bretaña y Alemania experimentaron con éxito la posibilidad de utilizar la vacuna contra una enfermedad de las vacas transmisible al hombre y parecida a la viruela (esta enfermedad se conocía como «viruela de la vaca» o «viruela vacuna», variedad leve de la viruela humana) para vacunar a los seres humanos contra la viruela. En 1774, durante una epidemia de viruela, un agricultor de Dorset, Benjamin Jesty, consiguió inducir una inmunidad artificial en su mujer y sus hijos, ya que se había dado cuenta de que aquellos que trabajaban en las lecherías de la zona y habían tenido la viruela de la vaca (cow-pox), que se contrae al contacto con vacas contaminadas, no contraían nunca la viruela.

Por su parte, y sin haber tenido noticias del éxito de Jesty, Edward Jenner empezó sus investigaciones mediante el estudio de esta enfermedad, que muy frecuentemente es benigna para el ser humano y que se parece a la viruela. En 1796, tras haberse convencido de que protegía contra la viruela humana a sus portadores, Jenner inoculó al niño de ocho años James Philipp, mediante escarificaciones en los dos brazos, pus extraído de la mano de una mujer afectada por la viruela de la vaca. El pequeño contrajo la enfermedad en forma de una pústula única, fiebre y malestar general, pero se curó muy deprisa. Tres meses después, llevando a cabo así la primera vacunación del mundo, Edward Jenner inoculó la viruela verdadera al mismo James Phillipp. Para gran alivio del médico, la enfermedad no tuvo efecto alguno en el niño, lo que demostraba que la vacuna lo había inmunizado contra la viruela. Jenner llamó *virus* al agente misterioso de la vacuna, según una palabra latina que significa «veneno». Se dirigió seguidamente a Londres, donde vacunó gratuitamente a cientos de ciudadanos, prosiguió sus investigaciones y se las transmitió a la Royal Society, que no había difundido el informe inicial. Tras mejorar el método y realizar otros trabajos, publicó un estudio de veintitrés casos.

La comunidad médica autorizó entonces la vacunación, que fue seguidamente aceptada en toda Europa. Jenner se hizo mundialmente célebre. En 1805, en Francia, Napoleón primero le ordenó que vacunase a todos los soldados del Gran Ejército que no hubieran tenido la viruela y a continuación hizo vacunar al rey de Roma (Napoleón II) en 1811, cuando el niño no tenía más que cincuenta y dos días de edad. Nadie podría afirmar que este procedimiento hubiese alterado la salud del joven príncipe, que murió de tuberculosis a la edad de veintiún años; pero es llamativo comprobar que el niño de ocho años que Jenner vacunó contra la viruela falleció en 1796 de tuberculosis a los veinte, y que en 1798 vacunó a su propio hijo de nueve años, que también murió de tuberculosis a los veintiuno.

LAS MENTIRAS COMIENZAN CON JENNER

En 1810, el periódico *London Medical Observer*[1] indicaba que «tras la vacunación se han dado 535 casos de viruela, 97 muertes y 150 casos de incidentes graves, 10 de ellos ocurridos entre los médicos». Eso no impidió que Jenner fuese nombrado en 1821 médico eminente por el rey Jorge IV, título considerado un honor nacional. Más tarde fue elegido juez de paz y alcalde de Berkeley, donde prosiguió sus investigaciones en el terreno de la historia natural. Al año siguiente recibió del gobierno británico 20.000 libras para que continuara sus experimentos. Y Jenner suprimió entonces sus estudios que demostraban que su «hallazgo» producía muchas más muertes que las vidas que salvaba.

En 1831, una epidemia de viruela causó estragos en Wurtemberg, donde murieron 995 personas vacunadas, y en Marsella 2.000 vacunados se vieron afectados por la enfermedad. En 1869, en la ciudad de Leicester, en Inglaterra, quienes se oponían a la vacunación contra la viruela se unieron para fundar la Liga antivacunación de Leicester, con el fin de oponerse a la obligatoriedad de esta vacuna.

ENFERMOS A PESAR DE LA VACUNA

En 1870, durante el sitio de París, el doctor M. Colin, médico jefe del hospital de Bicêtre, indicaba que la inmunidad de los médicos y de los empleados que se habían olvidado de la revacunación contra la viruela era superior a la de los enfermeros que se habían vuelto a vacunar. En 1871, en Baviera, de 30.472 casos de viruela, 29.429 habían sido vacunados. Ese mismo año, el Comité Selecto del Consejo Privado de Inglaterra solicitó una investigación sobre la ley de vacunaciones impuesta en 1867, porque el 97,5% de los fallecidos por viruela estaban vacunados contra la enfermedad. Entre 1871 y 1874, en Birmingham, de 7.706 casos de viruela, 6.795 habían sido vacunados correctamente.

En Bélgica, en el transcurso de la década de 1880 se creó la Liga universal antivacunas, dirigida por Hubert Boëns, que organizó cuatro congresos internacionales donde se reunieron médicos y científicos firmemente opuestos a la vacunación. Gracias a sus acciones, la mayoría de los países de Europa rechazó la obligatoriedad de las vacunas. Japón impuso la vacunación desde 1872. Catorce años más tarde, empezó en este país un período de siete años en el que se vacunó y revacunó a 25 millones de personas, o sea, el 66% de la población del país. Durante ese período hubo 165.774 casos de viruela y 28.979 muertos por la enfermedad. En 1872, en Inglaterra, el 87% de los niños fue vacunado. Eso no impidió el fallecimiento de más de 19.000. Y en 1884, siempre en Inglaterra, más de 1.700 niños vacunados contra la viruela murieron de sífilis. Mientras tanto, en esa época, el doctor Sobatta, médico militar del ejército alemán, informó a la comisión de vacunaciones que la revacunación no tenía efecto protector alguno y que los médicos ocultaban cuidadosamente las muertes provocadas por esta vacuna.

Es fácil comprobar que la verdad no siempre se corresponde con las declaraciones oficiales acerca de la eficacia y la inocuidad de las vacunas, y que esta política de mentiras y publicidad empezó ya en las primeras vacunaciones.

LA BARRERA DE LAS ESPECIES

La vacuna de Jenner permitió que se franquease por primera vez la barrera de las especies al introducir directamente en el cuerpo un elemento de una especie distinta, es decir, al introducir en el cuerpo humano genes que provienen de un animal, y de un animal enfermo además. Desde ese mismo instante, el ser humano ha trastornado el ecosistema, facilitando el paso de microorganismos de una especie a otra. Con la barrera ya franqueada, comenzó la animalización del ser humano, o, como dice Pierre Darmon en su obra *La larga persecución de la viruela*, la «minotaurización de la especie humana». Este aspecto de la vacunación no ha sido tomado jamás en cuenta por los científicos, por lo que está en el inicio de todo un conjunto de fenómenos contra natura cuyas consecuencias solamente podremos medir dentro de varias decenas de años, si no de centenares, si persistimos en ir por ese camino.

UNA CONCLUSIÓN INQUIETANTE

El 26 de enero de 1909, el periódico *New York Press* publicó un informe en el que el doctor W. B. Clark afirmaba: «El cáncer era prácticamente desconocido antes de la vacunación contra la viruela. He observado 200 casos de cáncer y no he visto ni uno solo en una persona que no estuviese vacunada». Medio siglo más tarde, el doctor Albert Schweitzer (premio Nobel en 1952) compartió esa conclusión, porque había observado que los primeros cánceres de África aparecieron cinco años después de las primeras campañas de vacunación.

EL FIN DE LA VIRUELA

La viruela ha desaparecido del planeta, de modo que la vacuna ya no se aplica; pero no deja de repetirse, como un coro de papagayos, que la erradicación de la enfermedad se debe a la vacunación, lo que es totalmente falso. De hecho, en 1962 la Organización Mundial de la Salud (OMS) lanzaba una última campaña de «erradicación» a escala mundial, cuyos inicios fueron catastróficos porque se declararon epidemias en las poblaciones vacunadas al 95%, sobre todo en la India y Brasil. El 28 de noviembre de 1972, el doctor Donald A. Henderson, jefe del servicio de erradicación de la viruela en la OMS, declaró que «podíamos ver brotes epidémicos incluso en la población vacunada al 90%». Hizo notar que con este tipo de estrategias no se lograba dar jaque mate por completo a la transmisión de la enfermedad. La OMS recomendó entonces que se abandonase la vacunación en masa para iniciar una estrategia llamada de «vigilancia y contención», esto es, el aislamiento de los enfermos y su tratamiento. Estas prácticas de higiene elemental triunfaron en pocos años sobre la enfermedad al interrumpir la cadena de su transmisión, algo en que la vacunación había fracasado estrepitosamente. Así pues, en 1980 la OMS proclamó que la enfermedad estaba totalmente erradicada.[2]

El informe final de la Comisión Mundial para la Certificación de la Erradicación de la Viruela especificaba: «Las campañas de erradicación que se apoyaban enteramente, o esencialmente, en la vacunación en masa se vieron coronadas por el éxito en algunos países, pero fracasaron en la mayoría de los casos».

A todo lo largo de su carrera, la vacuna generó gran cantidad de efectos secundarios, mientras que los poderes públicos proclamaban siempre que no presentaba «riesgo alguno» y que «nunca se han dado incidentes». Sin embargo, cuando un vendaval de pánico sopló sobre el mundo por la amenaza de la viruela al principio de la guerra de Irak, las autoridades sanitarias francesas se negaron a tener en cuenta la vacunación por razón de los graves peligros que representa. Bernard Kouchner (médico y político francés, fundador de Médicos sin Fronteras y Médicos del Mundo) declaró que una campaña de vacunación podría causar 350 muertes en Francia.

PREGUNTA

¿Cómo es que la vacuna, que no representaba públicamente «peligro alguno» cuando era obligatoria, se ha vuelto «muy peligrosa», incluso mortal, ahora que ya no se la utiliza? ¿Será que nos han mentido en algún momento?

PASTEUR Y LA RABIA

Casi un siglo después de la puesta en marcha de la vacuna contra la viruela, Louis Pasteur tomó como punto de partida los trabajos de Jenner para establecer el principio de las vacunaciones preventivas, que deben su nombre a la viruela de la vaca o viruela vacuna. Sin embargo, Pasteur seguirá siendo oficialmente el «padre de la vacunación». Ya en el colegio aprendemos que Pasteur «salvó al pequeño Joseph Meister, a quien mordió un perro rabioso en la mano». Las mentiras respecto a la vacuna contra la rabia son un refrito de las mentiras respecto a la vacuna contra la viruela. Son el mejor ejemplo de las mentiras de Pasteur, que se han repetido e introducido en la memoria colectiva de tal manera que se han convertido en verdades irrefutables.

Para empezar, la vacuna antirrábica no la creó Pasteur, sino Henri Toussaint, catedrático de la Facultad de Veterinaria de la Univerisdad de Toulouse, cuyo nombre ha olvidado la historia. La vacuna creada por Pasteur, a base de médula desecada, era muy peligrosa, hasta el punto de que su colaborador, Émile Roux, se negó a estar asociado a los primeros intentos de «tratamiento intensivo». Por lo demás, fue desechada esta primera vacuna muy rápidamente. Llegados a este punto, Henri Toussaint consiguió atenuar la virulencia del virus calentando la preparación y añadiendo en ella un antiséptico. En cuanto al perro que atacó a Meister, no existe certeza alguna de que tuviese la rabia, porque mordió a otros niños del pueblo que no manifestaron la enfermedad. Además, el riesgo que corrió el pequeño era ínfimo, porque un animal rabioso de verdad –algo sumamente raro– no transmite la enfermedad más que entre el 5 y el 15% de los casos.

Se habla mucho menos de Édouard Rouyer, que fue una víctima desgraciada de Pasteur. Este chico de doce años fue mordido el 8 de octubre de 1886 por un perro desconocido. Pasteur le inoculó su vacuna por el método intensivo y, el 26 de ese mismo mes, el chico murió. Se abrió entonces una investigación judicial para establecer la causa de la muerte, dirigida por el profesor Brouardel, amigo de Pasteur. Se

LA LEY DEL SILENCIO

Pasteur y sus dos cómplices redujeron al silencio a quienes conocían la verdad. Brouardel se atrevió a afirmar incluso que no había habido ninguna muerte entre las 50 personas tratadas con inoculaciones intensivas, a pesar de que, en esa época, 40 extranjeros y 34 franceses ya habían muerto por culpa de Pasteur. Entre las 74 víctimas algunas habían fallecido de rabia común y a otras les había alcanzado una enfermedad nueva: la «rabia de laboratorio». Esta enfermedad presentaba los síntomas de la paraplejia rabiforme que se había observado en los conejos que servían para el cultivo del virus de Pasteur.

inoculó una parte del bulbo cervical del fallecido en los cerebros de varios conejos, que murieron de rabia algunos días después. Pero Brouardel y Roux ocultaron la verdad a la justicia con el fin de evitar la deshonra y la revelación de un amargo fracaso del orgulloso Pasteur, que había declarado al doctor Navarre: «De ahora en adelante no admitiré que se discutan mis teorías ni mis métodos, no toleraré que nadie venga a controlar mis experimentos». Así pues, oficialmente el chico murió de uremia.[3]

En una carta dirigida al doctor Lutaud, redactor jefe del *Journal de médecine de Paris*, el profesor Michel Peter, miembro destacado de la Academia de Medicina francesa, criticó violentamente los métodos de Pasteur y le acusó de hacer que la gente creyese en la frecuencia de aparición de la rabia, «que es una enfermedad infrecuentísima», por razones que calificaba de «poco científicas». Ante sus pares en la Academia, Peter reprochó a Pasteur que hubiera «provocado casos de rabia paralítica, incluso convulsiva», en lugar de hacerla desaparecer completamente como había anunciado con gran solemnidad. Terminó asegurando: «¡El señor Pasteur no cura la rabia, la contagia!». A su vez, el escritor Leon Daudet (hijo de Alphonse) se alzó contra lo que él llamó «la nueva Morticolia» (referencia a su obra *Los mortícolas*,* en la que critica a la medicina de su tiempo) y publicó una serie de artículos sobre el tema. También describió en detalle los sufrimientos y la horrible muerte de seis campesinos rusos mordidos por un lobo y vacunados por Pasteur.[4]

---

* Los «mortícolas» serían quienes viven de la muerte, como algunos médicos, los enterradores, etc.

Pero la Historia solamente ha retenido los «éxitos» de esta vacuna, cuya eficacia no ha podido demostrar nadie jamás, ya que era prácticamente imposible aportar pruebas de que los perros involucrados padeciesen de rabia. Además de esto, el número de vacunados que morían era demasiado alto como para que se desease llevar la cuenta. No añadiré aquí la larga lista de las demás mentiras de Pasteur, pero si el lector quiere descubrirlas puede dirigirse a la obra de Eric Ancelet *Para cortar del todo con Pasteur*, que resume magistralmente lo que se oculta tras el personaje, muy diferente de la imagen costumbrista y heroica con que se lo representa habitualmente.

Durante veinte años, Gerald Geison, catedrático de historia de las ciencias y de la medicina de la Universidad de Princeton, estudió las notas de laboratorio de Pasteur, hasta entonces guardadas en secreto bajo órdenes de este, y en una monografía reveló las sorprendentes discordancias entre ellas y las afirmaciones públicas de Pasteur. Comunicó los resultados de sus investigaciones en el congreso anual de la Asociación Norteamericana para el Avance de la Ciencia, comunicado que se publicó en el diario inglés *The Observer*. A su vez, la revista *Science* denunció la semana siguiente «la impostura pasteuriana», pero en Francia nadie oyó hablar de eso. Se considera la monografía de Geison sobre Pasteur una obra científica excepcional, que descubre el secreto que rodeó a buena parte del trabajo de laboratorio del sabio legendario.[5] Según el *New England Journal of Medicine*, este libro (que no se ha traducido nunca al francés) «nos pide que reevaluemos a nuestros héroes y que tengamos en cuenta las complejidades de la ciencia, en lugar de aferrarnos a nuestra comodidad y a las fábulas heroicas».

Evidentemente, es muy triste que uno de los mayores héroes de los franceses sea un impostor, especialmente porque inauguró una cierta clase de mentiras que han establecido su reino sobre la información científica, y en especial en lo que se refiere a las vacunas.

LAS PRIMERAS VACUNAS Y LAS OBLIGATORIEDADES

En 1898 se votó en Inglaterra la ley de vacunaciones, en la que se introdujo una cláusula de conciencia que permitía que los padres obtuviesen un certificado de exención, si creían que las vacunaciones no eran eficaces o que presentaban algún peligro para sus hijos. Pero para eso los padres tenían que presentarse ante dos magistrados antes de que el niño hubiese llegado a la edad de cuatro meses. El procedimiento era tan restrictivo que en 1906 se consiguieron solamente 40.000 exenciones en Inglaterra y el país de Gales. Asimismo, la nueva ley de vacunaciones de 1907 permitía que los padres evitasen las multas en caso de no efectuar la vacunación enviando simplemente una carta al oficial de vacunaciones de su distrito, carta en la que declaraban que

INICIOS POCO ESPERANZADORES

En 1923, en Francia, Gaston Ramon, veterinario del Instituto Pasteur, creó las primeras anatoxinas contra el tétanos y la difteria. Se trataron 63.249 casos de difteria con la antitoxina, de los que murieron 8.900, o sea, una proporción del 14%. Durante el mismo período, de 11.716 casos no tratados con la antitoxina, murieron 703, esto es, el 6%.

creían que tal procedimiento sería perjudicial para su hijo. Contrariamente a esto, en los Estados Unidos, desde 1905 el Tribunal Supremo de Massachusetts proclamó que el Estado podría exigir la vacunación de una persona por el bien de todas, con pocas excepciones.

En 1925 se declaró una epidemia de difteria en el ejército del Rin. En Maguncia, el médico militar Zoeller realizó un primer estudio de control. Vacunó a 305 reclutas con dos inyecciones de anatoxina diftérica que se administraron con un intervalo de tres semanas; otros 700 reclutas sin vacunar servían de control. Durante las tres semanas que separaban la primera inyección de la segunda se declararon 11 casos de difteria entre los 305 vacunados, pero solamente se dio 1 entre los 700 reclutas del grupo de control. La conclusión era categórica: la vacunación provocó veintidós veces más casos entre los vacunados que entre los no vacunados. Los servicios sanitarios mintieron deliberadamente, afirmando que los reclutas enfermos no estaban completamente inmunizados. Incluyeron algunos casos de vacunados en el grupo de los no vacunados, lo que permitió que se declarase que la vacunación antidiftérica había demostrado su eficacia. Asimismo, el 6 de diciembre de 1927, la Academia de Medicina solicitó a los poderes públicos que se impusiera la vacunación sistemática de los niños.

En esa época las protestas provenían sobre todo del cuerpo médico y los debates tenían lugar principalmente en la Academia de Medicina. Al darse cuenta de sus desastrosos efectos, el doctor Paul Chavanon fue el primer francés en denunciar el escándalo de las vacunaciones obligatorias y en solicitar la supresión de estos envenenamientos impuestos, seguido por los profesores Tissot y Delbet, los doctores Neveu, Chèvrefils, Grigoraki, Couzigou, Ferru y después Kalmar y muchos otros. Poco a poco, la población tomó el relevo y numerosas publicaciones se hicieron eco de las críticas científicas que provenían de eminentes contrarios a la vacuna; pero no pudieron impedir que se votase una ley para instaurar la obligatoriedad de vacunarse contra la difteria y el tétanos en enero de 1938. Esto llevó a René Gillouin, escritor, periodista y crítico literario, a pedir al Consejo General del Sena: «¿Se puede imponer por la fuerza un método que ya tiene en su activo, o en su pasivo, tantos fracasos estrepitosos?».[6]

Alarmados por los múltiples efectos secundarios espectaculares que se observaron tras la campaña de vacunación que siguió a esto, varios diputados valientes, como Philippe Henriot –diputado por Burdeos–, Marcel Boucher –diputado por los Vosgos– y René Plard –diputado y alcalde de Troyes–, se atrevieron a alzarse contra esta obligatoriedad. El 15 de febrero de 1939 tuvo lugar una reunión pública en la sala Wagram, en París, a la que fueron invitados el profesor Ramon, descubridor de la anatoxina diftérica, y varios miembros del Instituto Pasteur. René Plard evocó su inquietud en los siguientes términos:

> Me he visto llevado a contar ante esta tribuna las angustias del alcalde de una gran ciudad que se encuentra en presencia de una epidemia de difteria y que, recurriendo a los científicos, hizo vacunar en bloque a 5.300 niños. Ante los resultados, no les oculto que mi conciencia está inquieta y atormentada. Estos son los hechos:

> En Troyes hemos tenido una epidemia de difteria que se originó en una colonia escolar. Reuní al cuerpo médico, que se encontraba dividido. Debido a ello, pedí la ayuda de un delegado del ministerio, que recomendó la vacunación. Sin embargo, se produjo algo terrible. A continuación de las inyecciones de la anatoxina del doctor Ramon, los niños que hasta entonces estaban sanos se contagiaron, y hubo muertos. Ha habido médicos que han asegurado que la vacunación podría estar en el origen de que ciertas difterias evolucionasen hacia la muerte. Y ahí está el drama. [...] Yo no sé si en tiempos de epidemias uno puede arrogarse el derecho de arriesgarse a matar a una persona para salvar a la colectividad, pero en períodos normales, ¿dónde podríamos encontrar la justificación de que la vacunación cree hipersensibilidad ante la infección, según las palabras del doctor Anglade? En cuanto a mí, tras la dolorosa experiencia que acabo de presentarles, me niego a asumir una responsabilidad así. Votaré en la Cámara contra las vacunaciones obligatorias.

En el transcurso de una sesión de la Cámara, el 7 de diciembre de 1939, Marcel Boucher, diputado por los Vosgos, aludió a su vez a los numerosos padres que habían perdido un hijo a consecuencia de esta vacunación y que se verían obligados a poner en peligro la vida de los hijos que les quedaban haciendo que les vacunasen también.

> Se trata en esta ocasión de un medicamento sobre el que los médicos están muy lejos de ponerse de acuerdo. ¿Por qué lo declara bueno el legislador? ¿Por qué razón escoge entre las tesis opuestas, y a despecho, claro, de las libertades

individuales que tienen todos los franceses, elige la que termina por crear otras tantas cobayas, destinadas a servir de sujetos en los experimentos de los inventores de las vacunas?, ¿y dónde se detendrán estos experimentos? Después de esta, ¿qué otra vacuna, es decir, qué otro virus deberemos asimilar? Y de vacuna en vacuna, de virus en virus, ¿hacia qué inquietante destino fisiológico se conduce a la especie humana?

Estas observaciones siguen estando de actualidad. Es seguro que Boucher, que ya exhortaba a que se imitase a los numerosos países que se habían cuidado de no imponer la obligatoriedad de la vacunación, no podía imaginarse la locura furiosa de los futuros «inventores de vacunas».

Dejando de lado todos estos argumentos, el 24 de noviembre de 1940, según el dictamen correspondiente de la Academia de Medicina, el mariscal Pétain transformó este decreto en ley estatal. Los casos de difteria ascendieron entonces a 47.000, mientras que en Noruega, país que rechazó esta vacunación, los casos se limitaron solamente a 50. Estas cifras hablan por sí mismas, pero no hay peor sordo que el que no quiere oír.

¿UN TRATAMIENTO SIN INTERÉS?

En esta época, el doctor Neveu, discípulo del profesor Delbet, escribió un informe sobre las curaciones que había conseguido entre personas afectadas por la difteria con el cloruro de magnesio, cuya eficacia en estados infecciosos ya se conocía. Delbet quiso presentar este informe a la

Academia de Medicina, pero chocó de frente con una feroz oposición del cuerpo médico: «La publicación de mi comunicado del 20 de junio ha sido rechazada definitivamente. El Consejo de la Academia ha encontrado el argumento siguiente, tras seis meses de reflexiones: dando a conocer un nuevo tratamiento para la difteria se impedirían las vacunaciones, y el interés general es el de generalizar estas vacunaciones».[7]
¿Qué significaba «interés general» a los ojos de la augusta Academia?

De este informe se desprende que la Academia de Medicina decidió deliberadamente silenciar un tratamiento que habría podido salvar miles de vidas, pero que presentaba el riesgo de competir con las vacunas. El 5 de enero de 1950, otra ley hizo obligatoria la vacuna BCG,* creada en 1928 por Calmette y Guérin. Hacía mucho tiempo que los parlamentarios y los industriales de los laboratorios buscaban que se impusiera esta ley, pero ciertos políticos habían reaccionado en contra. Algunos eran entonces más valientes de lo que son hoy, y ciertamente estaban mejor informados.

En su obra *La medicina reencontrada*, el doctor Jean Elmiger vitupera a esta vacuna:

> Sabed una verdad terrible: cada vez que oigáis hablar de la muerte horrorosa de un niño, derrotado en sus primeras semanas de vida por una «meningitis vírica», tendréis todo el derecho de sospechar del BCG, incluso si la autopsia hubiera

* Bacilo de Calmette y Guérin, vacuna contra la tuberculosis.

> confirmado el clásico diagnóstico de «encefalitis vírica fulminante». [...] Si el médico responsable de un horror así es consciente de la relación causa-efecto, es que es un criminal ilustrado y un cobarde por no haber hablado; si no comprendió el informe, es que es un imbécil peligroso listo para reincidir.

Más adelante, en la misma obra, el doctor Elmiger comenta así la nueva obligatoriedad de las vacunaciones, que se convirtió en un modelo que hizo escuela en el transcurso de los años siguientes:

> El lanzamiento del BCG es un modelo de gansterismo económico, una operación comercial gigantesca y deshonesta. Al escenario no le falta nada: un inventor disparatado, experimentos de laboratorio trucados, un barniz pseudocientífico, estadísticas mutiladas, una publicidad desvergonzada, el apoyo comprado de los mandarines y, como una astucia suprema, la gratuidad del producto... ¡financiado por el contribuyente! Nada de esto se sale de lo ordinario, el público francés está acostumbrado a los escándalos; pero lo propio del BCG, que llega a las cimas del maquiavelismo, es la maniobra definitiva y triunfante de la coacción diabólica imaginada por sus promotores, el Consejo de la República, y la obligatoriedad de las vacunaciones.

Y luego, en contra de los «temores» de los servicios de salud, cuando esta vacuna ya no era obligatoria y su incidencia había caído fuertemente, no se pudo descubrir ni el más mínimo signo de que el número de casos aumentase. Al contrario, se produjo un claro decrecimiento de las meningitis tuberculosas y se dieron menos casos de tuberculosis en niños, incluso en las zonas de mayor riesgo.

En 1997, cuando el BCG todavía era obligatorio, Nicole Guérin, del Centro Nacional de la Infancia y del Comité Técnico de Vacunaciones, declaraba:

> Durante mucho tiempo hemos hecho mucho –incluso demasiado– respecto a la vacunación BCG, acaso porque debemos ocuparnos de un pasado: nosotros somos el país donde se descubrió la vacuna. Hemos hecho hasta tres o cuatro vacunaciones sin que la situación epidemiológica cambiase en lo fundamental. Hoy es difícil decir «desde mañana ya no haremos nada». Ciertas decisiones son políticas y también deben tener en cuenta la historia de la vacunación en un país.[8]

Resumiendo, aunque esta vacuna no haya cambiado la situación epidemiológica, hace mucho que se insiste en administrarla porque la hemos descubierto nosotros, los franceses, y porque hay «ciertas decisiones que son políticas». ¿Dónde queda la ciencia en este asunto?

Bajo el impulso del doctor Arbeltier, médico jefe del hospital de Coulommiers, diputado por Seine-et-Marne y vicepresidente de la Asamblea Nacional, se creó en 1954 una asociación nueva, que en 1964 tomó el nombre de Liga nacional para la libertad de las vacunaciones. La lucha por la libertad de las vacunaciones se vio así estructurada, lo que le valió una cierta representatividad.

LAS VACUNAS SE MULTIPLICAN

La interminable lista de comercialización de las vacunas prosiguió con la vacuna Salk contra la poliomielitis (enfermedad vírica infantil que produce parálisis), llamada así por Jonas Salk, el biólogo que la descubrió a partir de un virus muerto. Así pues, la vacunación empezó en los Estados Unidos en 1954, provocando inmediatamente una «epidemia» de casos de polio. El estado de Vermont comunicó un aumento del 266% en el número de casos, el de Rhode Island un 454% y el de Massachusetts un 642%. A pesar del alarmante recrudecimiento, la Asociación Médica Americana afirmó que la enfermedad había disminuido entre un 40 y un 50%, mentira que permitió que el *Boston Herald* presentase el siguiente titular el 18 de abril de 1955: «Las empresas farmacéuticas esperan un beneficio inmenso con la vacuna Salk». Un portavoz de Parke-Davis, laboratorio que poseía el 50% de las acciones de la vacuna, anunció que su empresa lograría al menos 10 millones de dólares gracias a las ventas durante el primer año.

También en 1955, mientras la vacunación iba a toda marcha en los Estados Unidos, los casos de polio no dejaban de aumentar y comenzaba a saberse que los médicos que formaban parte del personal de las instituciones de salud evitaban vacunar a sus propios hijos. De hecho, después de haber estudiado a 1.200 monos, habían llegado a la conclusión de que la vacuna era ineficaz a la vez que peligrosa. El doctor Graham W. Wilson, director de los servicios del Laboratorio de Salud Pública británico, donde se conocían las pruebas del Instituto Nacional de la Salud (NIH, por sus siglas en inglés) norteamericano, declaró: «No veo cómo puede garantizarse la ausencia de peligros en las vacunas preparadas con el método Salk».

Durante una sesión de la Asociación Médica Norteamericana, el director general, Scheele, admitió que la vacuna de Salk era difícil de fabricar y que alguno de los lotes «no podía garantizarse antes de administrárselo a los niños», pero animó a los médicos a que prosiguieran con las vacunaciones. Siguió afirmándose públicamente que la vacuna no tenía peligro alguno. El gobierno anunció que tenía intención de vacunar a 57 millones de personas antes de agosto de 1955. En 1956 concedió 53,6 millones de dólares como ayuda para que los estados vacunasen gratuitamente a los menores de veinte años de edad, aunque el doctor Peterson, director de Salud del estado de Idaho, señalaba que la enfermedad solamente había afectado a los niños vacunados en los distritos en los que no se produjo ningún caso desde el otoño anterior. En el 90% de los casos, la parálisis afectaba al brazo en el que se había inyectado la vacuna.

Ese mismo año, el Servicio de salud pública norteamericano anunció 168 casos de polio y 6 muertes entre los vacunados. Desde entonces se aplica la censura a los informes sobre incidentes provocados por esta vacuna, lo que permitió que el gobernador Knight, de California, desbloquease 3 millones de dólares en 1957 con el fin de asegurar la vacunación de todos los ciudadanos de menos de cuarenta años y que los periódicos anunciasen un beneficio de más de 5.000 millones para el fabricante de la vacuna. En ese mismo momento, en el *Journal of the American Medical Association*, los doctores Allan Hinman y Jeffrey Copelan anunciaban que «de los 3,3 millones de niños vacunados anualmente en los Estados

Unidos (con esta vacuna), 16.038 manifestaron crisis agudas y llanto persistente –lo que se considera por la mayoría de los neurólogos como indicación de una irritación del sistema nervioso central– y 8.484 tuvieron convulsiones fuertes y entraron en estado de *shock* en las cuarenta y ocho horas siguientes a la inyección de la vacuna».

En 1959, el Instituto Nacional de la Salud aprobó el Quadrigen,* que constaba de las vacunas contra la tosferina, la difteria, el tétanos y la polio, pero fue retirado del mercado en 1968 a consecuencia de las quejas de los padres contra los laboratorios Cutter Labs y Parke-Davis. Se desarrolló entonces la vacuna oral Sabin a partir de virus de polio vivos y atenuados, preparados según una nueva técnica y con un modo de empleo más fácil. La campaña de inmunización con esta vacuna comenzó en 1961.

LOS INCIDENTES NO IMPORTAN, HAY QUE VACUNAR

Durante ese tiempo se introdujeron en Francia las primeras vacunas contra la tosferina y se integraron en el calendario de vacunaciones, aunque en 1958 la bibliografía médica mundial señalaba ya 107 casos de reacciones graves, de las que 31 habían ocasionado daños cerebrales irreversibles. En 1960, el *British Medical Journal* publicó un estudio del investigador sueco Justus Strom que demostraba que las complicaciones neurológicas de la tosferina eran menores que las provocadas por la vacuna.

Durante los años siguientes se declararon epidemias en poblaciones con una cobertura de vacunaciones muy alta (entre el 81 y el 91%), como en Sudáfrica en 1988 y 1989,

* Vacuna tetravalente.

y en los Estados Unidos entre 1992 y 1993, donde el número de casos de tosferina se duplicó, lo que condujo a que las autoridades se cuestionasen la utilidad de esta vacuna.[9] Fueron muchas las revistas médicas que mencionaban las oleadas epidémicas en países que disponían de una cobertura de vacunación del 96% provocando la aparición de formas atípicas de la enfermedad. Así, señalaban *Le Quotidien du médecin* el 5 de enero de 1994 y el *British Medical Journal*, en su número 19 de 1995, que se daban casos de alumnos contagiados por sus compañeros vacunados.

Más o menos por la misma época se elaboraron numerosas vacunas contra el sarampión, cuyo virus había sido aislado en 1954. Estas primeras vacunas tuvieron repercusiones catastróficas con graves efectos secundarios: reacciones febriles, síntomas respiratorios muy intensos y una eclosión de sarampiones atípicos que hizo que se investigase sobre otra cepa de la vacuna. En los niños vacunados entre 1963 y 1967 se desarrolló el síndrome del sarampión atípico (AMS, por sus siglas en inglés). Hay estudios que indican que la respuesta de esos niños al virus estaba alterada y que la gravedad y la persistencia de los síntomas recordaban a las encefalopatías.

CUANDO LOS VIRUS ANIMALES INFECTAN LAS VACUNAS

¿Sanadores, o bandidos? A menudo, a los observadores les cuesta mucho decidir cuál de estos dos términos aplicar a la industria farmacéutica internacional.

Peter Marsh,
New Scientist, 1989

Mientras se multiplicaban las investigaciones sobre nuevas vacunas, se siguió inoculando a millones de niños por todo el mundo con las vacunas antipolio infectadas, aunque se garantizaba su inocuidad. Y en nuestros días existen aún contaminaciones accidentales de las vacunas, con las consecuencias más impactantes. Para comprender cómo es posible esto, comencemos por examinar cómo se fabrica una vacuna.

¿QUÉ CONTIENE UNA VACUNA?

El ingrediente principal de una vacuna es un antígeno vírico o bacteriano, ya sea muerto, generalmente con formol, o ya sea vivo, pero atenuado. Las vacunas bacterianas pueden ser enteras, es decir, que contienen la bacteria entera, o no enteras, con lo cual llevan fragmentos antigénicos extraídos de la bacteria.

Recientemente, los poderes públicos nos han advertido contra el formaldehído, o formol, una sustancia muy utilizada en la industria para fabricar materiales de construcción y diferentes equipamientos del hogar. También se lo encuentra en numerosos productos de mantenimiento, de combustión, cosméticos y farmacéuticos.

Los efectos que tiene sobre la salud pueden ir desde una simple irritación de los ojos y de la mucosa nasal hasta graves reacciones alérgicas; pero, sobre todo, ha sido clasificado desde junio de 2004 por el Centro Internacional de Investigaciones Oncológicas en la categoría de cancerígenos para el ser humano (grupo 2 A), con un riesgo más alto de cáncer de senos nasales, garganta y vías respiratorias. Y se ha establecido que es cancerígeno en la rinofaringe* entre personas que hayan trabajado con formaldehído durante varios años. Este veneno también está implicado en leucemias y cánceres cerebrales, de colon y de los órganos linfáticos. Es tóxico para el hígado, para los sistemas inmunitario y nervioso y para los órganos reproductores.

Así pues, es útil que se hayan denunciado sus peligros, pero se han cuidado mucho de avisarnos de que también se utiliza para desactivar las toxinas bacterianas o los virus en el proceso de fabricación de ciertas vacunas, como el Pentavac, el Tetravac, el DTP de Pasteur,** la vacuna H1N1, el Imovax, el Havrix, el Vaxigrip, el Mutagrip y muchas más.

---

* Porción de la faringe contigua a las fosas nasales.

** Trivalente contra difteria, tosferina y tétanos.

Es evidente que si el formaldehído es peligroso y cancerígeno en nuestro medio ambiente, lo es aún más cuando se lo inyecta directamente en el cuerpo humano, especialmente en los bebés a partir de la edad de dos meses, si es que no se les inyecta ya al nacer.

Es primordial que se avise a los consumidores de vacunas que es más peligroso inocular este veneno en el cuerpo que tenerlo en los materiales de construcción o en los muebles de la casa.

Para fabricar las vacunas antivíricas se necesita también un cultivo de células (los virus solamente pueden vivir en el interior de las células). Para esos cultivos se utilizan a menudo células animales: riñones de mono para la vacuna contra la polio, ovarios de hámster para la vacuna contra la hepatitis B, sesos de conejo para la vacuna contra la rabia, embriones de pollo para la vacuna contra las paperas, etc.

Para garantizar una producción industrial de vacunas es necesario disponer de células continuamente. Para ello se «canceriza» a las células de una cepa de vacuna para que se reproduzcan hasta el infinito. La utilización de estos linajes celulares continuos presenta problemas de pureza. El informe 747 de la OMS advertía en 1986 contra el uso de sustratos celulares para la fabricación de las vacunas, que pueden ser contaminadas por virus desconocidos, por el ADN o por proteínas transformadoras. Además, los cultivos celulares solamente pueden crecer si reciben alimento, generalmente suero de vaca que contiene agentes de crecimiento.[10] Contra la contaminación bacteriana de los cultivos celulares, que se da frecuentemente en los laboratorios, es necesario igualmente utilizar antibióticos, como la neomicina, temibles para los que son alérgicos a ellos.

Para que las vacunas sean más activas se añade a la preparación un adyuvante de la inmunidad, para aumentar las respuestas inmunitarias, que corren el riesgo de no existir sin él. En la actualidad es esencialmente el hidróxido de aluminio lo que se utiliza, incluso si hace ya varios años que el aluminio se supone implicado en la enfermedad de Alzheimer. Finalmente, la mayoría de las vacunas contiene también conservantes, estabilizantes y excipientes como el fenoxietanol.

Ciertas vacunas, como las antihepatitis B o las antipapilomavirus, se producen por ingeniería genética, es decir, en lugar de utilizar el virus o la bacteria se aíslan ciertos segmentos de sus cromosomas y se los injerta en otros para obtener elementos híbridos que no existen en la naturaleza. No se trata ya de vacunas «sintéticas», sino recombinadas, o sea, de una manipulación de lo vivo.

EL VIRUS DEL MONO EN LA VACUNA ANTIPOLIO

En 1960, Bernice Eddy, investigadora al servicio del gobierno estadounidense, descubrió que cuando inoculaba a hámsteres parte de los riñones de mono sobre los que se cultivaba la vacuna de Salk, en estas «cobayas» de laboratorio se desarrollaban sarcomas. Sus superiores intentaron acallar este descubrimiento, pero Eddy habló de él en una conferencia sobre el cáncer. Fue destituida inmediatamente de sus funciones y se le prohibió entrar en el laboratorio.

Ese mismo año, Benjamin Sweet y Maurice Hilleman aislaron al virus responsable, que era desconocido hasta entonces. Se lo llamó SV40 porque fue el cuadragésimo virus de mono que se había descubierto en esas condiciones. Los experimentos demostraron que los cultivos de tejido humano se vuelven cancerosos al contacto con ese virus, que es responsable de los cánceres en ciertas especies animales, como los roedores.[11] El SV40 es resistente al formaldehído que se utiliza para desactivar la vacuna y contamina igualmente las vacunas desactivadas. Por entonces se ignoraban las posibles repercusiones sobre la salud de las personas que habían recibido una vacuna contaminada, pero el doctor Harvey Schein, del Departamento de Bacteriología e Inmunología del centro médico del Hospital Infantil de Boston, dejaba entrever claramente la amplitud de la catástrofe.

A pesar de las preocupantes noticias que se divulgaron rápidamente entre los investigadores, la comercialización de la vacuna cultivada en células envenenadas prosiguió. En 1962, el volumen 48 de los Informes de la Academia Nacional de Ciencias de los Estados Unidos demostraba que las metamorfosis celulares inducidas por este virus conllevaban anomalías en la leucemia mielode crónica y en el mongolismo en los seres humanos, así como un recrudecimiento de las leucemias de todo tipo en los niños afectados por el síndrome de Down.

Al año siguiente, al no poder retrasar más el anuncio de la contaminación de la vacuna Salk por este virus de mono, se suspendió por fin su comercialización. Aunque no había aún perspectiva alguna para evaluar los riesgos corridos por las personas vacunadas, ni tampoco excusa alguna para explicar los tres años en los que se había ocultado la verdad, Arthur Snider, abogado de la OMS, declaró de forma concluyente: «Ahora estamos casi seguros de que un virus descubierto recientemente, introducido por descuido en centenares de miles, si no millones, de dosis de la vacuna Salk, no provoca cáncer».[12]

¡SILENCIO!
ESTAMOS INFECTANDO A MILLONES DE PERSONAS

Así pues, es posible introducir un virus en millones de dosis de vacuna «por descuido», como lo confesaba la OMS. Es muy preocupante comprobar que eso no haya supuesto un escándalo a nivel mundial. Desde entonces, se han venido poniendo en evidencia regularmente las propiedades cancerígenas de ese virus en un ensordecedor silencio mediático, ante la desidia total de las instituciones médicas y de los gobiernos.

LOS PRIMEROS CASOS DE CÁNCER

En 1972, Weiner informó de dos casos de leucoencefalitis progresiva multifocal (una enfermedad cerebral que muy a menudo tiene un origen maligno) con presencia del virus SV40 en el cerebro.[13] Un año después, el doctor Heinonen llevó a cabo unas investigaciones sobre la incidencia del cáncer en niños cuyas madres habían sido vacunadas contra la polio durante el embarazo entre 1959 y 1965. La tasa de tumores cerebrales era trece veces más alta en los niños nacidos de madres vacunadas que en los demás.[14] A su vez, en 1981, Krieg y su equipo del hospital de Heidelberg publicaron un artículo donde indicaban que en el 25% de los tumores cerebrales se podía encontrar, no ya la forma activa del virus SV40, sino una forma muy particular que se había desarrollado a partir de él. Sin embargo, como había dos pacientes que no habían sido vacunados, los autores supusieron que la vacuna contaminada en la década de 1960 no parecía estar en el origen de esos cánceres, olvidándose del hecho de que los padres sí habían recibido la vacuna.[15] En esa época, los poderes públicos no dejaban de repetir en todos los tonos posibles que era prácticamente seguro que ese virus no provocaba el cáncer. Hoy día se sabe que no solamente es cancerígeno, sino que también es muy infeccioso, por lo tanto transmisible por vía sexual y vía sanguínea. Las investigaciones han podido demostrar la manera en que el SV40 contribuye a la aparición de cánceres. Este virus ha sido detectado también en algunos pacientes afectados de cánceres más bien infrecuentes en los seres humanos, como el mesotelioma, el osteosarcoma y el ependimoma, un tumor cerebral que afecta sobre todo a los niños.

Se supo después que, además de los 98 millones de estadounidenses vacunados, más de 600 millones de personas de todo el mundo habían estado expuestas al SV40 contenido

MUCHO MÁS TARDE

El virus SV40, inyectado a millones de personas por todo el mundo durante siete años, en tres de los cuales ya se conocía su peligro, no alteró en nada la fe de los médicos en la probidad y la capacidad de los laboratorios. Solo varias decenas de años después se revelaron sus efectos nefastos. Nos tememos revelaciones semejantes para otras vacunas en los años venideros...

en las vacunas vivas.[16] Una vez que se olvidó el asunto y se hubo evitado el escándalo, la vacunación volvió a empezar con más fuerza aún. En Francia se hizo obligatoria y gratuita en 1964, con la vacuna Salk, perfeccionada por Pierre Lépine, o la vacuna Sabin, avalada en junio de 1961 en los Estados Unidos.

CONFIRMACIÓN DEL EFECTO CANCERÍGENO DEL VIRUS

En 1994, Michaele Carbone y su equipo inyectaron el virus SV40 a centenares de hámsteres. Todos ellos murieron de mesotelioma en los meses siguientes.[17] En 1996, un equipo médico de la Universidad Baylor en Houston encontró este virus en los tejidos de pacientes que padecían tumores cerebrales y mesoteliomas. Ese mismo año, el doctor Carbone publicó un nuevo estudio que revelaba la presencia de idénticas secuencias del SV40 en una tercera parte de los osteosarcomas y en un 40% de los demás tumores óseos. El investigador y su equipo especificaban que «los tumores analizados provenían de niños que no habrían recibido vacunas contaminadas con el SV40. Sin embargo, no puede excluirse la posibilidad de que esos niños hubiesen sido infectados por sus madres, que sí habían recibido la vacuna».[18] Los «expertos» de la OMS se negaron a considerar siquiera la transmisión vertical genética de padres a hijos.

A su vez, la doctora Jane Butel, de la Facultad de Medicina de la Universidad Baylor en Houston, declaró que el virus está «presente hoy en la población humana y se expande mediante una vía desconocida». En la revista del Instituto Nacional del Cáncer, la doctora añadía que nos arriesgamos a que el virus se transmita a los niños desde los padres que fueron contagiados por la vacuna.

Los días 27 y 28 de enero de 1997, en el marco de una conferencia titulada «SV40, un posible poliomavirus humano», Martini y sus colaboradores confirmaron los trabajos de Carbone: «Se ha observado una tasa elevada de neoplasmas cerebrales en los grupos de personas vacunadas. En este estudio, como en los otros, se ha detectado una preponderancia del SV40 en los tumores cerebrales y óseos que afectan a niños de corta edad».[19]

En mayo de 1998, la profesora Françoise Galateau-Salle y su equipo francés también sacaron a la luz la presencia de ADN «similar al SV40» en las muestras de tumores, así como en las muestras bronco-pulmonares no tumorales, y lo publicaron el *Journal of Pathology*. El término *similar al SV40* se aplica a un virus que tenga una secuencia viral próxima al SV40. Podría tratarse, pues, ya del virus SV40 mismo, ya de un virus SV40 recombinado, ya de un virus humano cercano al SV40 que podría resultar de una mutación como consecuencia de una infección causada por el SV40.

Así fue como se «escapó» la humanidad –menos algunas víctimas, sin duda más numerosas de lo que se cree– de una de las mayores catástrofes médicas de su historia. Nadie se preocupó, mientras que todos los días intentan inquietarnos con «¡bacterias que nos acechan y que podrían exterminarnos!». A pesar de los riesgos enormes, aunque previsibles, las autoridades científicas y políticas no han dudado en autorizar la utilización de fragmentos del genoma de un virus animal peligroso para el hombre, y todo el mundo se las ha apañado para olvidarlo.

En uno de sus boletines, la OMS se felicitó a sí misma por la vigilancia mantenida sobre la opinión pública ante los riesgos posiblemente ligados a las vacunaciones y a los métodos terapéuticos. No hace mucho que esta organización y algunos fanáticos se han dado cuenta de que existe «vigilancia pública» ante esos riesgos. ¿Cómo habría podido juzgar la opinión pública un riesgo que se le ha ocultado a propósito y ante el cual está totalmente manipulada? ¿Cómo pueden atreverse a seguir utilizando el virus SV40 en las técnicas de ingeniería genética, como hacen con la vacuna contra la hepatitis B los de la casa Pasteur-Mérieux?

MEZCLAS EXPLOSIVAS

Las contaminaciones de las vacunas por virus animales no se limitan a los años de la década de 1960, pueden seguir produciéndose también hoy día. Así, supimos en marzo de 2009 que la empresa farmacéutica Baxter International había fabricado una vacuna experimental que fue contaminada accidentalmente con el virus H5N1 de la gripe aviar. Este «error», que las autoridades sanitarias calificaron de «grave», tuvo lugar en el laboratorio de investigaciones de Baxter International en Orth-Donay, en Austria.

Esta mezcla de virus de la gripe humana H3N2 y del virus de la gripe aviar H5N1 se envió a la empresa Avir Green Hills Biotechnology, una compañía austríaca que remitió partes de esa mezcla a subcontratistas de la República Checa, de Eslovenia y de Alemania. Fue el subcontratista checo el que se dio cuenta del peligro cuando los hurones a los que habían inyectado la mezcla murieron, una reacción que no es normal tras una exposición al virus H3N2 solo.

Los especialistas en bioseguridad se mostraron muy preocupados por esta mezcla de virus «que habría podido llevar a consecuencias desastrosas y que debería ser prohibida». Si una persona enfermase simultáneamente con las dos cepas, podría servir de incubadora para un virus capaz de propagarse fácilmente de un ser humano a otro. Esta mezcla de cepas, llamada renovación, es una de las dos maneras que existen de crear un virus pandémico. El Laboratorio Nacional de Microbiología de Canadá confirmó la «falta» y alertó a la OMS. Su portavoz, la doctora Roberta Andraghetti, afirmó que la OMS seguía de cerca la investigación sobre los sucesos que habían conducido a esta «metedura de pata». La doctora concretó: «En este estado del proceso podemos afirmar que los riesgos para la salud pública y para los profesionales que hubiesen estado en contacto con el virus son de un nivel muy bajo». Conocemos bien este discurso estereotipado, ¿y quién podría creérselo al 100% teniendo en cuenta los antecedentes?

Cuando Christopher Bona, portavoz de Baxter, confirmó la información, el pánico se apoderó de la comunidad de expertos sanitarios, que se preguntaron cómo había podido producirse un «error» así. ¿Cómo pudo este gran laboratorio perder el control de un virus al que se considera una de las mayores amenazas de pandemia? ¿Y cómo pudo haber introducido los dos virus, H5N1 y H3N2, en el material de la vacuna «por accidente»? Especialmente porque Baxter International se adhirió al BSL3 (siglas en inglés del nivel de bioseguridad 3), un conjunto de protocolos destinados a evitar la contaminación por cruce vírico.

Si una persona envía un virus a un destinatario cualquiera, como se produjo con el ántrax, se la detendrá como terrorista, mientras que Baxter se ha librado diciendo simplemente: «¡Lo sentimos, ha sido un error!» Como cuenta Mike Adams, editor de Natural News:

> El personal de los laboratorios está entrenado para la manipulación de agentes patógenos y potencialmente mortales, y está supervisado por científicos competentes. [...] Si se siguen las reglas del BSL3, es imposible que el virus de la gripe aviar haya podido contaminar las sustancias de las vacunas enviadas a todas partes del mundo.

Para él solamente hay dos posibilidades: o bien Baxter no siguió las reglas del estatuto al que se suscribió o bien los virus de la gripe aviar se pusieron intencionadamente en el material de las vacunas con la esperanza de que fuesen inyectados en seres humanos a fin de crear esa pandemia tan temida. Las dos posibilidades son igualmente terroríficas.

Dejaré aquí de enumerar la larga lista de vacunas nuevas que han ido apareciendo durante muchos años y de las que se han retirado grandes cantidades enseguida, porque harían falta varios volúmenes para hacer el inventario. Es sorprendente darse cuenta de la cantidad de veces que se ha elogiado a una vacuna, afirmando que era perfectamente eficaz, que quien se vacunase no «podía» contraer la enfermedad, que la vacuna se toleraba perfectamente bien y sin «efecto secundario alguno», para anunciar poco después que había sido reemplazada por otra vacuna que «funciona mejor» y que es menos «peligrosa». Como se preguntaba el humorista Coluche, «¿qué es más blanco que el blanco?».

¡HA LLEGADO LA NUEVA VACUNA CONTRA LA GRIPE!

La introducción voluntaria e innecesaria de un virus infeccioso en un cuerpo humano es un acto demente que solo puede haber sido dictado por una gran ignorancia de la virología y de los procesos infecciosos.

Profesor R. Delong,
virólogo e inmunólogo de la Universidad de Toledo, en los Estados Unidos

Todos los años, en otoño, nos vemos acribillados con *spots* publicitarios que hacen promoción de la vacuna contra la gripe, destinada a prevenir una enfermedad a la que se califica de «muy peligrosa y a menudo mortal», en especial para las personas mayores. A pesar de las promesas del gobierno de que se reducirán los gastos sanitarios, las cajas de seguros de enfermedad (CNAM, por sus siglas en francés) los arrojan sin descanso sobre los ciudadanos. En septiembre de 2008 llegaron mucho más lejos que de costumbre: en Francia se enviaron cartas a 9 millones de personas con el fin de que los vacunados del año anterior no se fueran a olvidar de volver a vacunarse, además de animar a aquellos que nunca habían querido recibir esta vacuna a que la aceptasen por fin.

Como para creerse que el famoso «agujero» de la Seguridad Social sea tan profundo como se nos asegura.

Ya se había convertido en una costumbre desde hace algún tiempo, pero en ese año 2008 la CNAM quería enfocarse en especial en el segmento de población de entre sesenta y cinco a sesenta y nueve años, de los que solamente están vacunados el 53%, porque «el objetivo de salud pública [era] alcanzar una tasa de cobertura del 75% a finales de 2009». Esta oferta solo era válida hasta el 31 de enero de 2009, con el propósito de crear una estampida basada en el habitual temor de que «no haya para todo el mundo».

ESTADÍSTICAS ERRÓNEAS

Los poderes públicos intentan hacernos creer que cada año habrá miles de muertes achacables a la gripe, pero esas muertes se relacionan en su mayoría con personas ya afectadas por otras enfermedades, o cuyo estado general está muy deteriorado por la edad o por las cada vez más numerosas patologías crónicas. Quieren convencernos, sobre todo, de que la vacunación reduce en un 50% los riesgos de mortalidad de los ancianos en invierno. Lo afirman numerosos estudios, que se citan cada dos por tres. Sin embargo, esto es absolutamente imposible porque la mortalidad debida a la gripe, que llega a su punto culminante en enero y febrero, solamente es responsable del 5% de la mortalidad general de los ancianos en los meses de invierno.

Asimismo, la afirmación de que la vacuna «disminuye a la mitad o menos los riesgos mortales» es completamente ridícula. Un equipo de investigadores, el del doctor Lone Simonsen, de la Universidad George Washington, en los Estados Unidos, descubrió que estas estadísticas no pueden ser correctas. «No es posible que la vacuna contra la gripe ahorre diez veces más muertes que las que ocasiona la enfermedad», afirman con toda razón. Nadie más que ellos parece haber analizado correctamente estas estadísticas. Así, nos damos cuenta también de que todos, y en especial nuestros servicios de salud, repiten esas mentiras como un papagayo, sin pensarlas.

NO HAY REDUCCIÓN DE MORTALIDAD EN LAS PERSONAS MAYORES

Las personas mayores son el objetivo favorito de los medios de comunicación, que parecen ignorar todos los estudios que desacreditan a esta vacuna. La revista médica *The Lancet Infectious Diseases* confirmó que los errores presentes en los estudios han llevado a «exagerar en gran medida los beneficios», y que no existen evidencias suficientes para saber hasta qué punto puede salvar vidas esta vacuna, «si es que salva alguna». De manera que en el Reino Unido, el diario *The Guardian* ponía en titulares el 25 de septiembre de 2007: «Sin dudar, la vacuna contra la gripe no es para los pacientes ancianos». Y Sarah Boseley, periodista médica del diario, refiriéndose a un informe aparecido en *The Lancet Infectious Diseases*, añadía: «Es posible que la vacunación contra la gripe, que cuesta al gobierno unos 150 millones de libras al año, no salve ni una sola vida entre los ancianos, que son objeto de intensivas campañas anuales».

Los del Ministerio de Sanidad de ese país, que no han puesto en duda estos estudios, deben de ser ciegos y sordos (aunque están muy lejos de ser los únicos), porque declararon: «El objetivo de nuestra política en lo que respecta a la gripe es impedir que la contraigan aquellos que corren riesgo de enfermedades graves o que tienen peligro de muerte». De manera que la vacuna continuará inyectándose, para gran provecho de los laboratorios.

El doctor Simonsen señaló igualmente que el aumento masivo de las vacunaciones contra la gripe desde 1980 no ha hecho disminuir en absoluto la mortalidad entre los ancianos, sino más bien al contrario. De hecho, quienes corren más riesgos son los mayores de setenta años en mal estado de salud. Ahora bien, los estudios clínicos realizados para saber si la vacuna es eficaz consisten en aplicar esta, o un placebo, a un mismo número de personas, que por lo general tienen buena salud y menos de setenta años. El más importante de estos estudios clínicos se realizó en Holanda a principios de la década de 1990 y demostró que, entre las personas de más de setenta años, la eficacia de la vacuna se reducía en un 23%. El doctor Simonsen explica este resultado por el declive de la respuesta inmunitaria debido a la edad. Otro estudio ya había confirmado que los mayores de sesenta y cinco años solamente producen una cuarta parte de los anticuerpos de la gripe. Así pues, afirmar que la vacuna «protege a todas las personas mayores» demuestra que en este tema todo es mentira.

En los Estados Unidos, la cobertura de vacunación contra la gripe ha pasado de un 15% de la población en 1980 al 65% de la actualidad, sin que se haya producido disminución alguna de las muertes debidas a esta enfermedad. Este descubrimiento es importante y significativo, pero a pesar de todo se piensa que hay que realizar estudios complementarios para saber si la vacuna es eficaz para este tipo de personas. Mientras tanto, proseguirá la vacunación, porque «hasta una vacuna poco eficaz es mejor que no tener vacuna en absoluto». Además de por el beneficio de los laboratorios, es difícil saber por qué.

LOS PODERES PÚBLICOS FRANCESES NO CONOCEN LOS TRABAJOS CIENTÍFICOS SOBRE ESTA VACUNA

El problema es exactamente el mismo en Francia, donde es fácil imaginar lo que se gasta la industria farmacéutica en el bombardeo publicitario. Mientras que los poderes públicos afirman que intentan por todos los medios reducir el gigantesco déficit de la Seguridad Social, a la vez que nos amenazan de muerte si no nos vacunamos, no parece que nadie dé la más mínima importancia a las publicaciones médicas, que demostrarían que los gastos en esta vacuna son perfectamente inútiles.

NO MÁS VACUNA = NO MÁS GRIPE

En Japón, donde la vacunación en masa contra la gripe se hizo obligatoria para los escolares en 1976, en un programa único en el mundo que debía suprimir todas las epidemias de gripe, el porcentaje de personas afectadas por la enfermedad pasó de 5 por cada 100.000 habitantes a 60 por cada 100.000. Estas cifras no solamente muestran una ausencia total de efectos protectores de la vacunación, sino más bien un efecto agravante.

Ya el 10 de agosto de 1974 publicó *The Lancet* un estudio, realizado con 50.000 empleados de Correos que se vacunaron contra la gripe, donde se demostraba que la inyección anual de la vacuna «no había significado una reducción significativa de la enfermedad».

Los trabajos realizados por el Instituto Nacional de Alergias y Enfermedades Infecciosas sobre las curvas de mortalidad en los Estados Unidos entre 1968 y 2001 llegaron a la conclusión de que la generalización de las vacunas no ha disminuido la mortalidad en ningún grupo de edad, incluso entre los ancianos, como lo detalló Lone Simonsen en *Archives of Internal Medicine*. Aunque la incidencia de la vacunación pasó del 20% en 1980 al 65% en 2001, la mortalidad ha permanecido igual, aun cuando se esperaba una bajada de las muertes de al menos un 40%.

En 1994, el *Bulletin épidémiologique hebdomadaire* publicó una evaluación de la eficacia de la vacuna antigripal de 1995 entre los reclutas de una compañía militar con base en Montlhéry. Ese estudio llegó a la conclusión de que aunque la cobertura de vacunación había sido del 24% para un primer grupo y del 84% para el segundo, «no se ha observado diferencia significativa alguna en las incidencias» entre los dos grupos. Dos años después, el doctor Fabrice Carrat, del Instituto Nacional de la Salud y de Investigaciones Médicas (INSERM, por sus siglas en francés), nos advertía de que un peritaje colectivo, dirigido por el INSERM, se había pronunciado sobre la vacuidad del argumento económico para la promoción de la vacunación contra la gripe en los asalariados: «Los siete días de ausencia del trabajo que se supone que son inevitables cuando se tiene gripe están lejos de reflejar la realidad». Llegaba a la conclusión de que la pérdida de producción no pasa de cuatro días, dado que una cuarta parte de los enfermos no se detiene en absoluto.[20]

El doctor J. Anthony Morris, virólogo y antiguo jefe de control de vacunas que trabaja con las autoridades sanitarias norteamericanas, la Agencia para los Alimentos y Medicamentos (FDA, por sus siglas en inglés) es categórico: «No existe prueba alguna de que la vacuna contra la gripe sea útil. Sus fabricantes saben bien que no sirve para nada, y sin embargo siguen vendiéndola». A su vez, el 2 de abril de 1998 *Panorama du médecin* destacaba: «Todas las evidencias muestran que la vacuna es muy poco eficaz». Por otra parte, muy pocos médicos se vacunan contra la gripe, como lo señalaba acertadamente *Médecine et enfance* en noviembre de 1997: «Aunque son excelentes defensores de la vacunación para sus pacientes, en cambio parece que los médicos no estén convencidos de su utilidad para sí mismos». ¡Cómo los comprendemos! Quizás sepan que esta vacuna es inútil.

Últimamente tuvo lugar en Roma un congreso internacional llamado «Proyecto Cochrane», con el fin de llegar a alguna conclusión sobre la vacunación contra la gripe tras treinta y siete años. En el informe, que agrupaba cincuenta y un estudios sobre 260.000 niños, los investigadores llegaron a la conclusión de que no existía ni la más mínima prueba de que la vacunación de niños de entre seis y veintitrés meses tuviese eficacia alguna. Y de los veinticinco estudios que abarcaban a 60.000 adultos, calcularon que la vacunación reducía el riesgo de contraer la gripe en apenas un 6% en personas con buena salud. En cuanto a los ancianos, el grupo

Cochrane llegó a la conclusión de que ningún estudio permitía corroborar la eficacia de la vacuna.[21]

Otro estudio, aparecido en la revista médica norteamericana *Vaccine* el 5 de abril de 2006, intentó establecer si la incidencia de la gripe disminuyó en Ontario tras la campaña de inmunización gratuita que se hizo para 12 millones de personas en el año 2000. Se evaluaron todos los casos de gripe que ocurrieron entre 1990 y 2005, y la doctora Dianne Groll, de la Universidad de Ottawa, que condujo esta investigación, señaló que cuando la campaña comenzó la incidencia se elevaba a 109 casos por cada 100.000 personas. Sin embargo, tras su inicio, la incidencia había subido hasta los 164 casos. De manera que, a pesar de esta intensa vacunación, la influencia de la enfermedad no había disminuido, sino todo lo contrario.

LOS EFECTOS SECUNDARIOS DE LOS QUE SE INFORMA

En Francia es difícil evaluar el coste de las campañas de vacunación antigripal, pero seguro que es una fortuna, especialmente porque los efectos indeseables no son insignificantes. Así pues, sería indispensable conocer lo que cuestan las enfermedades generadas por la vacuna con el fin de añadirlo al precio de la vacunación. Pero esto es imposible, porque de muchos efectos secundarios no se informa nunca, y en caso de muerte rara vez se establece un lazo entre esta y la vacuna. En Israel, en el curso de la semana del 16 al 22 de octubre de 2006, murieron cuatro personas de edades comprendidas entre los cincuenta y tres y los setenta y seis años. Todas ellas habían sido vacunadas esa misma semana contra la gripe con la vacuna fabricada por el laboratorio Sanofi-Aventis.

El ministro israelí de Sanidad suspendió inmediatamente la vacunación, pero apenas dos días más tarde anunciaba: «No se ha encontrado relación alguna entre esta tragedia y la vacunación antigripal». Efectivamente, si no se busca, hay pocas posibilidades de encontrar. Y sin esperar al informe de los expertos que el fabricante debía enviar, el profesor Manfred Green, del Centro para el Control de las Enfermedades (CDC, por sus siglas en inglés) de Atlanta, declaró también muy aprisa que no existía ninguna relación entre esas cuatro muertes y la vacuna.

En Francia, desde el anuncio de estos fallecimientos, Xavier Bertrand, por entonces ministro de Sanidad, se sirvió de la Agencia Francesa para la Seguridad Sanitaria de los Productos para la Salud (AFSSAPS, por sus siglas en francés) con el fin de evaluar muy rápidamente la situación. Tras los dos días que se consideran un plazo razonable para este tipo de peritajes a distancia, el 24 de octubre de 2006 supimos que «el Ministerio de Sanidad y Solidaridad mantiene la campaña de vacunación antigripal en Francia», porque «no hay nada que indique que esas muertes estén relacionadas con la vacuna, y hasta el día de hoy no se ha informado en Francia ni en ningún otro país de ninguna situación parecida a lo ocurrido en Israel».

Cuando se analiza en detalle este asunto para explicar las muertes, existe una gran cantidad de afirmaciones que deberían examinarse y que nadie ha encontrado todavía. En primer lugar, todas las personas muertas «padecían de problemas crónicos, de enfermedades crónicas o de diabetes». De hecho, esta vacuna se administra a sujetos de alto riesgo cardíaco o respiratorio con el fin, supuestamente, de protegerlos a causa de su fragilidad. No obstante, este es el argumento que se presenta hoy día para explicar las muertes. En segundo lugar, esas personas se habían vacunado el año anterior «sin presentar problema alguno». ¿Han oído hablar las autoridades de la gota que colma el vaso? El doctor C. White había publicado ya una advertencia contra las inmunizaciones repetidas y sus posibles efectos secundarios.[22] En el *Concours médical* del 12 de octubre de 1996, el doctor C. Knippel compartía la misma preocupación en relación con «una vacunación contra una enfermedad no mortal que está llamada a repetirse todos los años».

Finalmente, «no se ha informado en Francia ni en ningún otro país de ninguna situación similar a la conocida en Israel». ¿Se ha olvidado el exministro francés de Sanidad de que, entre el 9 y el 20 de enero de 2004, 17 personas de más de noventa años, todas ellas vacunadas contra la gripe, manifestaron síntomas pulmonares dispares y que 9 de ellas murieron de gripe? Philippe Blanchard, director de la Dirección Regional de Asuntos Sanitarios y Sociales no ha encontrado nada mejor que decir sobre este tema que «entre las personas mayores, la vacuna es poco activa». Estamos encantados de saberlo, teniendo en cuenta las descaradas campañas hechas a su favor. Si la vacuna es «poco activa» para proteger de la gripe, sin embargo es particularmente activa para matar con toda legalidad.

¿Se ha olvidado el exministro también de que entre el 13 y el 27 de febrero de 2005 un total de 13 personas de entre ochenta y dos y noventa y nueve años de edad, que habían sido recientemente vacunadas contra la gripe, murieron en un asilo en Faulx, cerca de Nancy? Según el director regional de Asuntos Sanitarios y Sociales, Philippe Michel, 8 de esas personas «fueron víctimas de una combinación de un virus de la gripe y de una bacteria del tipo neumococo». Las otras 5 fallecieron de muerte natural, por casualidad, como las víctimas de Israel. Hablar de 5 personas fallecidas de «muerte natural» en diez días en el mismo establecimiento sería un buen punto de partida para cualquier escritor de novelas policíacas, sobre todo si se añaden a otras 8 muertes «no debidas a muerte natural» durante el mismo período.

En cuanto a los otros países aludidos por el exministro de Sanidad, en enero de 1998 morían de gripe 31 personas en un establecimiento médico-social de Zúrich.[23] Como la mayoría de los pensionistas se había vacunado en otoño, cualquier persona sensata se preguntaría si la vacuna no tendría algo que ver con esas muertes en masa.

Si se habla de esos casos es porque todas las víctimas estaban concentradas en residencias de ancianos. No se habla nunca de los casos aislados, que son muy numerosos, porque raramente se establece el lazo entre la muerte y la vacuna. De muchos incidentes no se informa nunca, o se silencian enseguida. De manera que una mañana de 1999, varias cadenas de informativos informaron que el famoso actor Jean Marais acababa de ser hospitalizado por graves problemas respiratorios tras vacunarse contra la gripe el día anterior. La información fue recogida por varias emisoras de radio y ciertas cadenas televisivas en las noticias del desayuno, pero esa misma tarde la mención de la vacunación contra la gripe se había retirado cuidadosamente de la noticia. Jean Marais luchaba contra la muerte «por una razón desconocida». En Francia, la mayoría de las autoridades sanitarias, ministros y demás, o bien no lee los periódicos o bien padece de amnesia. He denunciado a menudo las incoherencias de nuestros gobernantes, pero me quedo siempre estupefacta al contemplar hasta qué punto se repiten.

LOS EFECTOS NO DESEADOS

Entre los cuantiosos efectos secundarios de esta vacuna, entre los que se encuentra a veces la gripe misma, cabe citar pericarditis agudas, problemas cardíacos, vértigos y cefaleas, así como patologías neurológicas como encefalitis, mielopatías, oclusión de la vena central de la retina, paraplejias o radiculitis, sin contar el agravamiento de la artritis inflamatoria que padecen la mayoría de los ancianos.

El doctor William Frosehaver, que fue presidente del Comité de Acreditación Médica del estado de Illinois y catedrático asociado de medicina preventiva en la Universidad de Illinois, y que ha practicado la pediatría durante más de treinta años, consideraba en junio de 2009 que «el riesgo de sufrir serias complicaciones provenientes de las vacunas antigripales es mucho mayor que la gripe misma».

A su vez, cuando eran mucho más independientes de la industria farmacéutica de lo que son ahora, los CDC estadounidenses indicaban en 1977: «Las personas vacunadas contra la gripe tienen aproximadamente diez veces más posibilidades de contraer el síndrome de Guillain-Barré que las que no están vacunadas». El síndrome de Guillain-Barré es una rara enfermedad autoinmune que afecta a los nervios periféricos, lo que provoca debilidad y parálisis de los miembros.

Los servicios franceses de salud no pueden ignorar los cientos de publicaciones científicas independientes de los grupos de presión de la industria farmacéutica que hacen sonar la señal de alarma. Estas advertencias no han impedido, como tampoco los dictámenes sobre la ineficacia de la vacuna, que los autores de la *Guía de vacunaciones* del Ministerio de Sanidad afirmen: «La gripe constituye un problema importante de salud pública contra el que solamente disponemos de un arma operativa: la vacunación». Sin embargo, la guía se guarda muy mucho de avisarnos de que, además del virus de la gripe, esta vacuna contiene antibióticos, proteínas de pollo, timerosal (o tiomersal, un derivado muy tóxico del mercurio) y formaldehído, que está clasificado en el mismo grupo de sustancias químicas que el cianuro y el arsénico, y que ocasiona daños en ciertas proteínas, incluso en el ADN de determinadas células (el ADN, o ácido desoxirribonucleico, es el material donde se almacena la información genética de una célula), aumentando de esta manera el riesgo de cáncer. No obstante, esta vacuna es una de las pocas que no contienen aluminio.

Además de los adyuvantes, la estructura misma de la vacuna presenta problemas. La vacuna contra la gripe está hecha de fragmentos de doble hebra de ARN (ácido ribonucleico, el mensajero de la información genética). Según los trabajos de los premios Nobel de Medicina de 2006, Andrew Fire y Craig Mello, sobre el ARN de doble hebra:

> La vacuna presenta el riesgo de bloquear ciertos genes del receptor. Este riesgo se acentúa en las personas mayores, cuyas células, más frágiles, lo pasan mal para bloquear ciertos genes deficientes. De modo que la vacuna puede perturbar el funcionamiento de las células, en especial de las neuronas.

Este mal funcionamiento provocado de las neuronas podría ser muy bien uno de los parámetros que contribuyen a la creciente eclosión de la enfermedad de Alzheimer.

ALGUNAS CIFRAS INSTRUCTIVAS

Estas desviaciones se comprenden mejor cuando se sabe que, según el grupo de investigación independiente Datamonitor, el mercado mundial de las vacunas contra la gripe podría sobrepasar los 3.000 millones de dólares en pocos años, mientras que en 2005 se calculaba en 1.600 millones. El beneficiario principal sería Sanofi-Aventis, con unos ingresos de 835 millones de dólares en 2005. Estas cifras hablan por sí mismas, y estas «expectativas» explican la ley del silencio que impera sobre el asunto.

LA «PANDEMIA» DE GRIPE H1N1

Todos estos asuntos de gripes porcinas les encantan a los políticos para desviar la atención de la gente de la recesión económica.

M. O'Leary,
presidente y director general de RYANAIR
(en una conferencia de prensa en Madrid)

Durante más de una decena de años se han venido encadenando las alertas virales con las declaraciones aterradoras, que se concretaron en la matanza de millones de pollos en Hong Kong en diciembre de 1997 –seguida de una segunda en 2004–, calificada por la revista médica *La Lettre de l'infectiologue*, en su número de enero de 1998, como «la matanza de San Bartolomé de los pollos». Aunque ninguna de las examinadas en los controles fue declarada portadora del virus de la gripe aviar, 150 millones de aves de corral fueron gaseadas, ahogadas, quemadas y hasta enterradas vivas en medio de la indiferencia general.* La cuestión no consistía en

* En esta época, la simple muerte de una oca o de un pato silvestre provocaba un reportaje en las noticias televisivas.

saber si habría una pandemia, sino «cuándo» tendría lugar. Hubo una alerta nueva a finales de 2004, cuando Klaus Stijhr, coordinador del programa de la OMS contra la gripe, afirmó que cerca de 30 millones de personas necesitarían atención hospitalaria, y que una cuarta parte de ellas morirían. El director regional de la OMS, Shigeru Omi, había aterrorizado a las masas en noviembre de ese año, cuando anunció: «Las estimaciones más prudentes calcularon de entre 7 y 10 millones de muertos, pero el máximo podría ser de 50 millones, y de hasta 100 millones en el peor de los casos».

En el otoño de 2005, el tema recurrente de las autoridades sanitarias era que «la gripe aviar llegará», y los consumidores, cegados por el miedo, se abalanzaron sobre la nueva vacuna antigripal clásica creyendo que los protegería también de la gripe aviar.

El director general de la OMS alarmó entonces a las poblaciones con su «la amenaza conocida para la salud más grave a la que se haya enfrentado el mundo hoy, o sea, la gripe aviar». En Francia, el ministro de Sanidad de la época, Xavier Bertrand, encargó varias decenas de millones de vacunas contra el H5N1 mutante y dos millones de vacunas prepandémicas contra el H5N1. Por su parte, la CNAM ya había invertido en esas vacunas 200 millones de euros y una cantidad equivalente estaba destinada para el 2006.

El periódico *Le Monde* del 23 de septiembre de 2005 planteaba una buena pregunta: «Pero ¿es necesario poner en marcha investigaciones que se dirijan a crear una vacuna contra el H5N1 actual, cuando ese virus no ha adquirido aún por mutación las propiedades estructurales que le permitirían transmitirse entre seres humanos?». En ese mismo número,

Bernard Valat, director general de la Oficina Internacional de las Epizootias, confirmaba: «No hay nadie en el mundo que sea capaz de cuantificar la probabilidad de una transmisión en masa al ser humano del presente virus H5N1 tras la mutación». Sin embargo, nadie se ha privado de hacerlo, aunque había más de 60 casos mortales de gripe aviar mientras que 2.000 millones de personas habían estado expuestas. «Noto una cierta histeria sobre el asunto del H5N1», observó Peter Palese, virólogo de la Facultad de Medicina Mount Sinai de Nueva York.[24]

Con el decorado ya en su sitio, las manifestaciones de los «expertos de la OMS» –los mismos que declararon la pandemia porcina a continuación– se hicieron cada vez más catastróficas. A través del mundo circulaban los pronósticos más sombríos; los muertos se calculaban en millones –incluso se llegaba hasta los «varios centenares de millones de muertos»–. Diez años después se contabilizaban apenas 248 fallecidos en todo el planeta, pero el clima de pánico ya estaba muy establecido.

No se alzó ninguna voz para criticar esta estructuración del terror organizado, no hubo personalidad alguna que se atreviese a emitir una opinión contraria, ni siquiera a añadir un pequeño matiz a estas intempestivas afirmaciones. Ni el director general de la OMS, ni el presidente Bush, ni los ministros franceses del momento, Dominique de Villepin, Xavier Bertrand y los demás, que, al contrario, contribuyeron a sembrar el terror.

El presidente Bush hizo un llamamiento para una movilización internacional contra la gripe aviar, anunciando que por lo menos 200.000 personas morirían de esta gripe, pero que existía el riesgo de que esa cifra alcanzase los 2 millones solo en los Estados Unidos. Pidió que el Congreso concediera 7.100 millones de dólares para hacer frente a esta amenaza.

No es la primera vez que impera un pánico así. En 1976, la primera epidemia de gripe porcina se produjo en Fort Dix, en el estado de Nueva Jersey, donde 200 soldados fueron infectados y algunos de ellos murieron. Fueron muchos los que pensaron (y que piensan aún) que el virus se creó en un laboratorio militar norteamericano. Para calmar a la población, el presidente Ford se hizo vacunar ante las cámaras de la televisión, lo que supuso la vacunación de más de 40 millones de personas. Sin embargo, muy rápidamente se contabilizaron en las horas que siguieron a la inyección 700 muertos entre los ancianos y más de 565 casos de parálisis tipo Guillain-Barré, 1.300 complicaciones neurológicas graves, enfermedades de Parkinson, inflamaciones articulares y numerosas esclerosis. La campaña, que había durado diez semanas, se suspendió enseguida, pero los daños se elevaron a 3.500 millones de dólares.

TODO EL MUNDO SE OLVIDÓ DE ESTE ESCÁNDALO

Por fin, en 2009, se manifestó la pandemia tan esperada. No era aviar, sino porcina, pero ¿qué importaba? ¡Era una pandemia!

Comenzó con el anuncio de la OMS: «Varias decenas de muertos en las calles de México», cifra que se redujo rápidamente a siete muertes. En Francia el pánico fue avanzando, porque se registraron numerosos «muertos de la gripe», aunque todos ellos padecían enfermedades graves anteriormente.

Los poderes públicos siguieron contabilizando las muertes debidas a esta gripe, aun cuando admitían que ya no se hacían análisis: «¿Tal vez 5.000, o 20.000, casos por semana en Francia? Todo depende de los criterios». Como declaró Françoise Weber, directora del Instituto para la Vigilancia Sanitaria (InVS, por sus siglas en francés) en *Le Monde* el 10 de septiembre de 2009: «No es indispensable contar con cifras exactas [...] La dinámica de la epidemia dice más que el número de casos». Podemos juzgar la falta de rigor y la incoherencia que rodearon a esta crisis.

Seguidamente, Roselyne Bachelot declaró: «Francia tiene una de las mejores tasas de vacunación entre los países que han realizado campañas para extenderla», aunque Francia era también el único país del mundo en el que «la epidemia no retrocede». El ministro dedujo de ello que «los beneficios de la vacunación son inmensos». Cierto es que el InVS «tuvo en cuenta a las personas que presentaron síntomas gripales, pero no fueron a consultas médicas, y a las que no presentaron síntomas» (!). Los «expertos» tienen un concepto muy personal de las estadísticas. En los Estados Unidos, la emisora de televisión CBS News confirmó que los casos de H1N1 de los que se informó a los CDC estaban sobrevalorados en un 97%. Ningún medio informativo francés valoró ese «detalle».

Además, se anunció sucesivamente que se necesitarían dos dosis de la vacuna, luego que una sola, después que «quizá dos», lo que demuestra que no se sabía NADA, absolutamente nada de una vacuna que aseguraba ser «muy fiable» y para la que la población servía de cobaya a gran escala. Una pregunta: ¿por qué no se había vacunado aún la directora de la OMS contra un virus del que decía que era mortal ocho meses antes? Cierto es que no se jactó de ello.

Varios investigadores calculan que el H1N1, que tiene cepas muy diferentes (porcina, aviar y humana) aunque los virus raramente se transmiten de una especie animal al ser humano, solo puede ser fruto de una manipulación genética. El australiano Adrian Gibbs, uno de los creadores del Tamiflu®, declaró que sus investigaciones apuntan a que este virus se hubiera escapado del laboratorio que lo produjo.[25]

¿QUIÉNES SON LOS RESPONSABLES DEL PÁNICO?

Esta «pandemia» de virus porcino nos hizo saber de la existencia de numerosos conflictos de interés entre los expertos en vacunas de la OMS y la industria farmacéutica. Los documentos producidos por la *Freedom of Information Act* (ley de libertad de información) de Dinamarca acreditan que al profesor Juhani Eskola, experto del comité de vacunación de la gripe A de la OMS, no le pareció necesario declarar que durante el año 2009 recibió 47 millones de coronas danesas (unos 6,3 millones de euros) de la farmacéutica GlaxoSmithKline para su centro de investigación sobre las vacunas en el Instituto Nacional de Salud y Bienestar, del que es director adjunto. Ahora bien, el profesor Eskola es miembro de la SAGE, grupo de expertos consejeros en vacunación de la OMS, y GlaxoSmithKline fabrica la vacuna Pandemrix® contra la gripe H1N1, que fue almacenada por el gobierno finlandés a recomendación del Instituto y de la OMS.[26]

Pero el profesor Eskola no es un caso aislado entre los miembros de la SAGE de la OMS, que solamente publicó la lista secreta de sus consejeros especiales al final de la alerta. La mayoría de ellos tenía lazos con diferentes empresas farmacéuticas, como Novartis, GlaxoSmithKline, Baxter y Sanofi-Pasteur, fabricantes de la vacuna, que les concedían becas o les pagaban como asesores o investigadores. Ese es especialmente el caso del profesor Arnold Monto, jefe del Departamento de Epidemiología de la Universidad de Michigan; del profesor Fredrik Heyden, que trabaja para el Welcome Trust en Londres; del profesor Peter Figueroa, de la Universidad de las Indias Occidentales y miembro permanente de la SAGE; del catedrático de microbiología Malik Peiris, de la Universidad de Hong Kong, también miembro permanente de la SAGE; del doctor Neil Ferguson, catedrático del Imperial College de Londres, que forma parte del grupo de trabajo H1N1 de la SAGE; de Nancy Cox, de los CDC; del experto británico John Wood, o de Maria Zambon, del Centro Británico de Protección Sanitaria.

El doctor Albert Osterhaus, catedrático de virología de la Universidad Erasmus de Rotterdam, consejero de la OMS y de los gobiernos británico y holandés para la gripe A, es uno de los felices beneficiarios de la vacunación mundial más importante, que se cifra en miles de millones de euros. De hecho, Osterhaus (apodado «doctor Gripe») no solamente ocupa un puesto estratégico que le permitió avisar a la OMS de la «urgencia pandémica» e incitar al pánico, sino que también es el presidente del Grupo Europeo de Trabajo Científico sobre la Gripe, que está financiado en su totalidad por sociedades farmacéuticas que fabrican y distribuyen vacunas contra el H1N1. Hasta tal punto que en 2009 la cámara baja del Parlamento holandés inició una investigación sobre sus intereses creados con la industria farmacéutica.

Pero el ministro de Sanidad, Ab Klink, amigo personal de Osterhaus, publicó a continuación un comunicado en el que declaraba que el Ministerio «estaba al corriente» de sus intereses económicos. Lo mismo que sus pares, Osterhaus asegura que se mantiene «imparcial» a pesar de sus relaciones, y su gobierno le cubre. Una investigación más en profundidad sobre las artimañas de este personaje indica que se halla en el centro de una impostura que no solamente tiene que ver con millones de euros, sino también con la «toma como rehenes» de millones de consumidores para que sirvan de conejillos de indias a una vacuna que prácticamente no se ha experimentado.

El director de la SAGE, el doctor David Salisbury, es un ferviente defensor de la industria farmacéutica y responsable desde 2005 del grupo de vacunaciones y de enfermedades infecciosas en el Ministerio de Sanidad británico. El grupo de defensa de la salud One Click lo acusó de haber disimulado la correlación demostrada entre las vacunas y el ascenso meteórico del autismo en niños, así como la que existe entre la vacuna Gardasil® y casos de parálisis y hasta de muertes.

Entre los consejeros de la OMS y del grupo SAGE, ocurre frecuentemente que los expertos franceses sean miembros de Sanofi-Pasteur o de Sanofi-Aventis. El profesor Daniel Floret, presidente del Comité Técnico de Vacunaciones, no oculta sus numerosas colaboraciones con la industria farmacéutica y él también afirma que esas empresas no tienen peso alguno en las decisiones que toma.

Hay que señalar asimismo el caso del profesor Bruno Lina, que fue consejero a la vez de Margaret Chan y de Roselyne Bachelot en esta «pandemia». Siempre ha afirmado que ha sido «independiente» cuando daba algún consejo al ministro de Sanidad francés, pero eso es difícil de creer porque es el presidente del Comité Científico del Grupo de Peritaje y de Información sobre la Gripe, financiado al 100% por cinco laboratorios farmacéuticos que fabrican vacunas contra la gripe: Sanofi-Pasteur-MSD (Merck, Sharp & Dohme); GSK (GlaxoSmithKline); Novartis; Pierre Fabre y Solvay.

Respecto a este tema, el 29 de octubre de 2009, el diario *Le Parisien* titulaba en su primera página: «Gripe A. Investigación sobre el auténtico poder de los laboratorios», y denunciaba «las múltiples funciones del profesor Lina». La respuesta de France Inter, emisora de radio que consulta regularmente a este adalid de la vacunación contra la gripe A, fue inmediata. En las noticias del mediodía, Hélène Cardin, especialista en temas de salud, respondió a Clotilde Dumetz, que le preguntó si es que existía un *lobby* a favor de la vacunación contra la gripe A, y si este *lobby* estaba encabezado por el consejero «gripe A» de Roselyne Bachelot: «Lo ignoro. En cambio, es fácil comprobar que los *lobbies* antivacunación son muy numerosos y que sus argumentos rara vez son científicos». Según parece, la señora Cardin ignora la definición de la palabra *lobby*, lo mismo que ignora también los argumentos de los que llama «*lobbies* antivacunación», que se oponen a las vacunas por causa de su conocimiento científico.

El Observatorio Acrimed de los Medios de Comunicación propuso a su vez la pregunta: «¿Debemos entender que no existe *lobby* alguno entre los partidarios de la vacunación y que sus argumentos son siempre estrictamente científicos? No importa: lo esencial es proteger al profesor Lina. Acrimed subrayó que los conflictos de interés del profesor solamente se hicieron públicos tras la aparición de la investigación de *Le Parisien*, sin la cual es más que probable que los oyentes hubieran seguido ignorando sus «colaboraciones con los laboratorios».

Entre los muchos médicos que han pedido una investigación, el alemán Wolfgang Wodarg, presidente del Comité de Salud en el Consejo Europeo, reclamó un comité de investigación sobre lo que él no duda en llamar «uno de los mayores escándalos médicos del siglo». Sus colegas del Comité del Parlamento Europeo para la Sanidad aceptaron la moción por unanimidad. Sería muy interesante seguir la evolución de las diferentes investigaciones conducidas por las instituciones en el momento en el que se corre el riesgo de que una crisis financiera mundial sacuda a la industria farmacéutica y en el que están en juego enormes intereses, tanto económicos como gubernamentales. De momento, hay un silencio absoluto. Cabe esperar igualmente que esas investigaciones no se refieran solamente a la OMS, sino también a sus ayudantes, desde los gobiernos hasta los expertos, pasando por los medios de comunicación, ya que todos ellos han sido cómplices de esta «toma de ciudadanos como rehenes», ya sea en el plano económico, ya sea en el plano de la salud. Los laboratorios no arriesgan nada, puesto que Kathleen Sebelius, secretaria de Estado de Sanidad del gobierno estadounidense, firmó un decreto que otorgaba inmunidad total a los fabricantes de vacunas contra la gripe H1N1 en caso de denuncias judiciales.

LOS EFECTOS SECUNDARIOS DE LAS VACUNAS CONTRA LA GRIPE H1N1

El 27 de julio de 2009, en los Estados Unidos, el doctor Rustam Al-Shahi Salman y el profesor Patrick Chinnery, de la Asociación de Neurólogos Británicos, avisaron a seiscientos neurólogos sobre los riesgos de aumento del síndrome de Guillain-Barré. El 29 de julio, en una carta confidencial de la que el diario *The Daily Mail* obtuvo una copia, la profesora Elizabeth Miller, de la Agencia de Protección Sanitaria, hizo la misma advertencia, lo que prueba que al más alto nivel se temían complicaciones graves. No se equivocaron mucho, porque el número de informaciones relativas a los graves efectos secundarios que se podían achacar a esta vacuna llegaron, a partir de entonces, de todas partes.

El 1 de febrero de 2011, la agencia de noticias Reuter nos avisaba de que la OMS volvía a cuestionarse la seguridad del Pandemrix® H1N1 de GlaxoSmithKline tras la publicación de un estudio finlandés que indicaba que los niños vacunados con él presentaban un riesgo nueve veces mayor de padecer de narcolepsia que los demás. Esta enfermedad neurológica, llamada también «enfermedad de Gélineau», generalmente muy rara, se manifiesta por una fatiga extrema y accesos de sueño irresistible que aparecen de forma súbita. Según el Instituto Nacional de Sanidad de Finlandia: «La asociación observada es tan evidente que resulta improbable que existan otros factores que puedan explicar el fenómeno».[27]

El 29 de marzo de 2011, la Agencia Sueca de Productos Médicos hizo públicos los resultados de un estudio de los seguros de enfermedad que va en el mismo sentido que el estudio finlandés. Por otra parte, las últimas cifras publicadas por GSK, fabricante de la vacuna misma, hicieron inventario de 479 informes de narcolepsias ocurridas a continuación de la inoculación del Pandemrix®.

Estos incidentes no tienen nada de sorprendente, habida cuenta de que esta vacuna contiene no solo los adyuvantes clásicos de las vacunas contra la gripe, sino también aluminio y sobre todo escualeno* para reducir de manera considerable la cantidad necesaria de antígeno viral. Los resultados de un estudio publicado en el año 2000 en el *American Journal of Pathology* demostraron que una sola inyección de escualeno en las ratas les provocaba «una inflamación específica y crónica de las articulaciones», también conocida como poliartritis reumatoide. El escualeno, adyuvante de la vacuna experimental contra el carbunco, ha sido asociado con las enfermedades que padecen innumerables soldados que participaron en la guerra del Golfo. Las más graves son artritis, linfadenopatía, lesiones cutáneas incurables, úlceras aftosas, vértigo, pérdida de memoria, problemas neurológicos de la locomoción, problemas neuro-psiquiátricos, anemia, alta velocidad de sedimentación globular sanguínea, lupus eritematoso sistémico, esclerosis múltiple, esclerosis lateral amiotrófica (ELA), enfermedad de Raynaud, síndrome de Sjorgren y diarrea crónica.

En el mes de agosto de 1991, Anthony Principi, secretario de Estado para los asuntos de veteranos de guerra, admitía que los soldados que entre 1990 y 1991 habían recibido la vacuna contra el ántrax que contenía escualeno presentaban un riesgo de desarrollar la esclerosis lateral amiotrófica (ELA)

* Compuesto químico natural obtenido del aceite de hígado de tiburón.

200 veces superior. A esta enfermedad se la conoce también a veces con el nombre de enfermedad de Lou Gehrig.*

Además de los virus y los peligrosos adyuvantes, la nueva vacuna «pandémica» se cultivó sobre células de mono verde de África, como se aprecia en la patente estadounidense número 5911998.[28] Incluso si la vacuna fuera eficaz, lo que no es el caso, la gripe, sea porcina o aviar, es menos peligrosa que las múltiples patologías que amenazan a los vacunados.

Nada de esto preocupa a la Agencia Europea de los Medicamentos, que persiste en su negación de que haya relación alguna entre la vacuna y las enfermedades y afirma que el beneficio es superior a los riesgos. Respecto a ese beneficio, parece que la Agencia ignora que cuando se comparan las tasas de mortalidad por gripe A, estas son casi idénticas en países que han vacunado mucho, como Suecia (60% de la población); que han vacunado poco, como Alemania (8%), o que no han vacunado en absoluto, como Polonia, cuyo gobierno se negó a la compra de la vacuna.

En Francia está por fin bajo vigilancia con un seguimiento cercano, pero podemos preguntarnos por qué existe esa vigilancia reforzada y no se retira simplemente de la venta antes de que estalle un nuevo escándalo. ¿Cuántos muertos más harán falta?

* Por el famoso jugador estadounidense de beisbol que murió de ella.

LA VACUNA CONTRA LA HEPATITIS B: EL EJEMPLO PERFECTO DE LAS CONTRADICCIONES DE LOS SERVICIOS SANITARIOS

Los laboratorios farmacéuticos emplean visitadores médicos solamente para vender. Se vende un medicamento igual que se vende un detergente, los métodos son los mismos.

G. Saint-Dizier,
visitador médico
L'Express, 9 de enero de 1997

Todos nosotros (o casi todos) sabemos que los poderes, todos los poderes, mienten descaradamente para conservar sus intereses. Si estamos atentos a lo que afirman, enseguida nos damos cuenta de que no solo nos mienten impunemente, sino que muy a menudo se contradicen o contradicen a los otros poderes. La hepatitis B y su vacuna son el ejemplo perfecto de ello, y las contradicciones brotaron por todas partes. Para promocionar esta vacuna, el ministro francés de sanidad del momento no dudó en aventurar las cifras más descabelladas, sin base científica alguna: «Se dan 40.000 contagios al año de la hepatitis B, especialmente entre los jóvenes», se atrevía a afirmar al periódico *Liberation* el 4 de septiembre de 1994. Esa cifra era cinco veces más alta que la de los cálculos oficiales proporcionados por la Red de Salud Pública, que la situaba en alrededor de 8.000.

Estos hechos se publicaron tras el escándalo de este abuso sobre la población, pero es hora de volver a traerlos a la memoria de los ciudadanos, ahora que nuestros poderes públicos, como veremos más adelante, planean volver a tomar esta vacunación en masa con toda la publicidad que necesiten para que sea bien aceptada por los «consumidores».

CIFRAS CONTRADICTORIAS

En 1997, el profesor Jacques Drucker, director de la Red Nacional de Salud, afirmaba que se daban 3.000 muertes al año por la hepatitis B, mientras que según Antoine Flahaut, del Instituto Nacional de la Salud y de las Investigaciones Médicas (INSERM, por sus siglas en francés), ocurrían entre 630 y 1.000 como máximo. Aunque una parte de esas muertes debería imputársele al alcoholismo, puesto que todos los casos estaban mezclados. Pero no discutamos por esas diferencias, porque el 24 de marzo de 1998, el mismo profesor Drucker afirmó en el programa *Nimbus*, de la emisora de radio France 3, que se daban alrededor de 1.000 muertes al año. Cuando la periodista le señaló que el año anterior había proporcionado una cifra tres veces superior, la frenó en seco, corrigiendo sus cifras: «De 1.000 a 3.000 muertes por año».

¿Cómo puede encontrar el ciudadano su camino en este laberinto de mentiras, si consideramos que en el transcurso de una emisión radiofónica en France 2, del 23 de marzo de 1998, Philippe Douste-Blazy, que había anunciado una cifra cinco veces más alta que la de la Red Nacional de Salud, no dudó en declarar con mucha seriedad que habría que castigar a los mentirosos? Pero, llamativamente, los periodistas recogieron esas cifras –las más falsas y alarmistas– y en esa época se podía escuchar en *France Info* que la hepatitis B (HB) mataba hasta 3.000 personas al año en Francia.

Cuando en marzo de 1996 el laboratorio SmithKline Beecham (o SKB, convertido después en GlaxoSmithKline) presentó su informe de prensa, anunció que había 300.000 portadores crónicos del virus HB, entre 30.000 y 100.000 casos nuevos cada año (otra insoportable imprecisión más) y, finalmente, una hepatitis crónica en 1 de cada 10 casos y 2.000 muertes al año. Sin embargo, según Bernard Kouchner, en enero de 1998 no había más que 150.000 portadores crónicos, pero «mueren 3.500 personas al año de esta enfermedad porque no están protegidas». En resumen, después de más de tres años consecutivos de vacunación intensa, la mortalidad había pasado de 2.000 –cifra ya muy exagerada– a 3.500, ¡mientras que los portadores crónicos habían disminuido a la mitad! Esta declaración por sí sola habría debido terminar con toda la vacunación, habida cuenta de la multiplicación de las muertes.

Del mismo modo, el exministro de Sanidad francés, Philippe Douste-Blazy, afirmó que la hepatitis B tiene consecuencias graves en el 20% de los casos, o sea, en 1 caso de cada 5. Ahí encontramos otra vez una exageración insoportable. Estas cifras no se apoyan en ninguna referencia seria y están en desacuerdo con las anunciadas por el laboratorio y en completa contradicción con las del INSERM. Podemos juzgar también el rigor de las informaciones que se dan a los adolescentes conociendo una nota interna del laboratorio

Pasteur-Mérieux que fue revelada en el *Journal de 20 heures* del 23 de marzo de 1998 en France 2: «En el mercado de la vacunación, los adolescentes son un segmento de población muy portador [...] hay que dramatizar [...] dar miedo con la enfermedad». Esta confesión habría debido provocar por sí misma una reconsideración de la vacuna, puesto que la «necesidad de vacunar» se basaba en afirmaciones que apuntan al delito de publicidad engañosa. ¿Cómo van a poner el cascabel a este gato enorme los defensores del laboratorio?

Nadie dijo en aquella época que muchas hepatitis B se transmitieron criminalmente en transfusiones de sangre contaminada o por intercambio de jeringas entre los drogodependientes. No cabe duda de que fue porque, antes de cualquier campaña de vacunación, la frecuencia de la hepatitis B se había ya reducido en un 90%, gracias principalmente a la retirada de los lotes de sangre contaminada. Eso hubiera podido oscurecer la imagen de la vacuna; pero, como fue en 1994 cuando se emprendieron las grandes campañas de vacunación, es evidente que esta mejoría se atribuyó a las propias vacunaciones.

La *Revue du praticien*[29] comentaba en 1994 sobre la regresión neta de la enfermedad: «La lenta disminución de la incidencia de la hepatitis B aguda que se ha observado después del final del último decenio no se debe a la vacunación contra la hepatitis B, sino a las campañas antisida que permitieron disminuir el riesgo de transmisión sexual». Eso no impidió que para justificar la campaña el profesor Jean François Girard, por entonces director general de Sanidad, afirmase que la epidemia tenía tendencia a extenderse y que esta enfermedad presentaba un problema importante de salud pública.[30]

Parece que el exdirector de Sanidad ignoró las cifras objetivas que ya estaban disponibles y que contradicen completamente sus declaraciones. Estas cifras provenían de dos fuentes oficiales: una investigación fue llevada a cabo por la «Red de Centinelas» y la otra reunía muestras de sangre que venían de la Vigilancia Epidemiológica de Courly, que demuestran muy bien que en 1978 había doce veces más casos de hepatitis B que en 1992. La comparación de las cifras de las dos redes revela una disminución del 90% de los casos observados desde aquella época. Este ejemplo muestra claramente que los personajes importantes se permiten decir tonterías en asuntos de salud sin que nadie se preocupe ni los despida.

Según el doctor Jacques Lacaze, de Liévin, que recopiló en su momento más de seiscientas firmas de médicos que reclamaban al presidente de la República que se concediese una moratoria para la suspensión inmediata de la campaña:

> Los políticos son [...] responsables y culpables. Su culpabilidad se apoya sobre el hecho de que tienen a mano todas las informaciones sobre el sistema actual; saben perfectamente que los peritajes funcionan en un solo sentido; conocen la connivencia entre los expertos y los vendedores y aceptan este estado de cosas. Los dirigentes políticos tienen cuentas que rendir.

EL COLMO DE LA ESTUPIDEZ

Durante esta campaña, el laboratorio Pasteur-Mérieux MSD se encargó de «informar» a los médicos produciendo un folleto, en el que afirmaba que «la saliva es un medio de contagio importante», aunque nunca se ha informado de ningún caso de contagio por la saliva. A su vez, el Consejo General de Hauts-de-Seine se hizo cómplice de los mercaderes de vacunas difundiendo folletos en la misma línea: «Se puede contraer la hepatitis B por la saliva, por el beso y al compartir objetos comunes». La mayoría de los folletos, con el apoyo de dibujos humorísticos, afirmaba que la hepatitis B es la «enfermedad más frecuente y la más grave entre los jóvenes».

Sin embargo, no se ha informado nunca de caso alguno de contagio por la saliva. En numerosas publicaciones se confirma incluso que el contagio es imposible de esta manera, y en el servicio de salud del profesor Gilles Brucker, de la Asistencia Pública-Hospitales de París, se indica que el virus se transmite por la sangre y por vía sexual: «Respecto a la saliva, no se ha demostrado jamás ninguna transmisión y los ensayos realizados en chimpancés han fracasado todos». A su vez, en un folleto distribuido por el laboratorio SKB, declaró sin embarazo alguno: «La hepatitis mata más personas en un día que el sida en un año». Como dice Michel Georget, catedrático de biología, eso «¡querría decir que el sida mata a menos de una persona al año! Eso no es nada; no impide que esta mentira se imprima y distribuya en centenares de miles de ejemplares en los colegios y los institutos».

Aunque adelantaban cifras relativas a todo el planeta (pero sin precisarlas), ninguno de los folletos distribuidos a ultranza por los dos laboratorios mencionaba los peligros potenciales de esta vacuna, que sin embargo se habían indicado desde hacía mucho tiempo en la bibliografía científica internacional. Igualmente, ciertas informaciones confundían las cifras de la hepatitis B con las de la hepatitis C, sin indicar que la vacuna contra la primera no tiene efecto alguno contra la segunda. Pusieron el acento también sobre el cáncer de hígado asociado al virus, utilizando la misma mezcolanza entre la situación en los países del Tercer Mundo y la de Francia, todo ello bajo la cobertura de la OMS.

En realidad, la hepatitis B pasa desapercibida la mayor parte del tiempo. Como toda enfermedad vírica, evoluciona espontáneamente hacia la curación en el 95% de los casos, quedando después los pacientes inmunizados a ella. El riesgo real de complicaciones graves es pues ridículamente pequeño, muy lejos del 20% que se dijo. Sin embargo, no es imposible que después de una incubación de dos a seis meses se manifieste una hepatitis aguda, lo que aterroriza a mucha gente.

UN RIESGO DE POCA AMPLITUD

La hepatitis aguda se ha utilizado para aterrorizar a la gente y empujarla vergonzosamente hacia la vacunación. En 1995, la revista *Panorama du médecin*[31] afirmaba con sabiduría: «Como regla general, la hepatitis aguda es una enfermedad benigna para la cual no está indicado (ni tampoco contraindicado) prescribir medicamento alguno».

La complicación más grave es la hepatitis fulminante, mortal en 1 de cada 2 casos. Ese riesgo no afecta más que al 1% de los casos de hepatitis agudas, que a su vez no atañen más que al 5% de los casos de hepatitis. Podemos medir así la «amplitud» del riesgo que representa esta enfermedad.

Francia es uno de los países del mundo menos afectados por la hepatitis B. La incidencia está entre 5 y 10 casos por cada 100.000 habitantes, teniendo en cuenta a todos los sujetos llamados de riesgo, es decir, quienes reciben transfusiones múltiples, los pacientes de hemodiálisis, el personal sanitario que está en contacto directo con portadores crónicos o con la sangre contaminada, los recién nacidos de madres infectadas, los toxicómanos, las personas que se hacen tatuajes frecuentemente, las que practican la penetración anal y las que tienen múltiples compañeros sexuales y no toman ninguna precaución, así como las que viajan a países en los que la frecuencia de la enfermedad es de cien a doscientas veces más alta que en nuestro país (África y Asia tropical).

Pero si no se considera más que a los sujetos catalogados como «sin riesgo», la incidencia puede ser de diez a cincuenta veces menor. En Francia, los portadores crónicos de este virus solamente representan el 0,2 o 0,3% de la población, porcentaje que está en constante disminución desde 1978, mucho antes de la vacunación.

Por su parte, el doctor Bruno Donatini, experto independiente en vigilancia farmacológica, llevó a efecto en aquel momento un estudio sobre la hepatitis B, y sus cálculos son muy diferentes de los difundidos por los laboratorios y repetidos por los organismos públicos. Según él, el riesgo de contagiarse de la hepatitis B vírica que tiene un sujeto «normal» sería de aproximadamente el 0,01% en diez años, o sea, cinco mil veces menos que un sujeto de riesgo: «Teniendo en cuenta estos porcentajes, podemos calcular que ocurren alrededor de entre 4 y 5 muertes al año por hepatitis fulminante, 70 por hepatitis crónicas activas, 25 por cirrosis y de 4 a 5 por hepato-carcinomas». Estas cifras se aplican a toda la confusa población: «Son de diez a cincuenta veces más fiables si se considera a los sujetos que no tienen factores de riesgo».

Es fácil darse cuenta de hasta qué punto pueden estar en desacuerdo los servicios sanitarios con estos resultados independientes y de cuánto nos mienten descaradamente.

Dentro de la misma clase de contradicciones, el laboratorio SKB, fabricante de una vacuna contra la hepatitis B, al comprobar que «al parecer, la vacunación de sujetos de alto riesgo no ha tenido impacto alguno sobre la incidencia de la enfermedad en los Estados Unidos», ha deducido de ello que esta vacunación «merecería ampliarse a una población mayor, especialmente la más joven».[32] Este documento es especialmente instructivo, porque muestra la incoherencia del laboratorio fabricante, que recomienda ampliar una vacunación que no tuvo «impacto alguno» sobre la enfermedad.

ASOCIACIÓN DE MENTIROSOS

Otro ejemplo de mentiras y ocultamiento: durante esta campaña, que pretendía ser una iniciativa de información sobre la salud pública, la Dirección General de Sanidad se aseguró la colaboración de SmithKlineBeecham –fabricante de la vacuna, por 7 millones de francos–, de Fun Radio y del Comité Francés para la Adolescencia (CFA), que afirma que es independiente de los laboratorios pero que en realidad vive gracias a sus subvenciones.

El CFA es un sistema ambiguo: por una parte es una asociación que viene de la ley de 1901; por otra es una sociedad comercial que se ocupa de su propio acceso a los fondos de los laboratorios patrocinadores. Sin embargo, el que en ese momento era director del CFA, Sauveur Boukris,[33] afirmó que no tenía lazo alguno con la sociedad comercial. Según él, esta ni siquiera tenía un gerente, aunque más tarde confesó que sí que había uno, pero que no se ocupaba de ninguna función. Tras la investigación se supo que este gerente fantasma se llamaba Ichoua Boukris, y se averiguó que Ichoua es el segundo nombre de Sauveur Boukris. Además, los locales del CFA albergan una sociedad comercial, la SGCM, que publica los folletos de propaganda de las vacunas.

En septiembre de 1998, Ségolène Royal, que por entonces era ministra delegada de Enseñanza Escolar, hizo que se condenase a esta asociación por haberse valido indebidamente del patrocinio de tres ministerios en la organización de un coloquio de psiquiatría de la adolescencia, algo positivo aun si la ministra se abstuvo de hacer condenar a sus amigos políticos.

Durante el mes de octubre de 1994, un autobús-foro de Fun Radio recorrió Francia para presentar la emisión del programa *Love in Fun*. Christian Spitz, alias «el Doctor», pediatra y psicólogo a cargo de la «información», no dudó en afirmar entonces que 4.000 millones de personas estaban infectadas por el virus. Lo peor es que no reaccionó nadie. En la coyuntura, este médico que violó deliberadamente las reglas del Código francés de Deontología médica al no haber tenido ninguna «preocupación por las repercusiones de sus palabras ante el público» y al haber mostrado una evidente «actitud publicitaria» –dos comportamientos prohibidos por el Código–, habría debido comparecer ante el Consejo de Disciplina. Sin embargo, este se cuidó muy bien de perseguirle, aunque condene sin escrúpulo alguno a numerosos médicos por razones mucho más anodinas, aun si fueran las de cuidar a los pacientes con «métodos no convencionales no comprobados». ¿Es que los métodos utilizados durante esta oleada de locura eran convencionales y estaban probados? A pesar de la enormidad de esta mentira, ya olvidada hoy, el doctor Spitz dirige todavía ciertos programas de televisión.

En el otoño de 1995, los poderes públicos, es decir, los ciudadanos, se gastaron 15 millones de francos en una serie de anuncios en la televisión para comunicar que «la epidemia avanza a un ritmo de entre treinta mil y cien mil casos nuevos al año». Parece perfectamente normal que la población quedase traumatizada. En 1996, la campaña acometió con facilidad la operación «Pies y salud: la hepatitis B está fuera de juego» con el fin de vender la nueva vacuna HBVax® a los dos millones de futbolistas federados de Francia. Esta campaña contó con la colaboración de la liga de fútbol profesional, la ayuda de quinientos mil folletos y setenta mil carteles y un lanzamiento con toda la fanfarria en el partido Francia contra Grecia el 21 de febrero de 1996.

En junio de 1998, la revista *Capital* publicó un dosier especial sobre los «Cien lobbies que hacen las leyes en Francia». En él se reflejaba que SmithKlineBeecham y Mérieux habían conseguido convencer al gobierno para «desenfundar las jeringas». El informe contaba que SKB poseía no obstante una ventaja más que su competidor: «Su director en aquel momento, Bernard Mesuré, era también el presidente del Sindicato Nacional de las Industrias Farmacéuticas (SNIP, por sus siglas en francés), también conocido como «la patronal de los laboratorios». Pero resulta que el gobierno, que entonces luchaba para colocar las guías de buenas prácticas en el marco del control de gastos, tenía mucha necesidad del apoyo del SNIP».

LOS PODERES PÚBLICOS LO SABÍAN

Mientras nuestros poderes públicos gritaban a los cuatro vientos que no existían incidentes, nos daban otra prueba, otra más, de sus mentiras. El día 2 de octubre de 1998, el diario *Le Parisien* publicó el facsímil de una carta que se le envió a un enfermo de poliartritis reumatoide después de su vacunación (que era obligatoria por causa de su profesión). La carta tiene el membrete del Ministerio de Trabajo y Asuntos Sociales y está fechada el 16 de enero de 1996 y firmada por François Vareille, subdirector de los profesionales sanitarios.

> A la vista del informe redactado por el experto del centro de vigilancia farmacéutica de Brest, el doctor Martin, el Comité de Arreglo Amistoso de Incidentes Producidos por las Vacunas, en su sesión del 9 de enero de 1996, ha concluido que el lazo de causalidad entre la vacunación y los problemas que se han observado debía mantenerse. A la vista de esta opinión favorable, le propongo la suma de 100.000 francos (cien mil francos) a título de indemnización como reparación por los perjuicios de toda clase provocados por la vacunación que se le suministró.

Esta carta implica un reconocimiento total y oficial desde 1996 de los efectos secundarios, y prueba también que muchos funcionarios nos han mentido al afirmar que no existía «ningún» efecto secundario grave. La última parte de esta carta es muy interesante. La cantidad propuesta representaba el precio del silencio de la víctima, puesto que debía comprometerse a renunciar a «intentar toda acción como reparación motivada por este mismo perjuicio». Gravemente discapacitada, la víctima aceptó los 100.000 francos. *Le Parisien Aujourd'hui* pudo consultar otros cuatro dosieres del mismo tipo, con membrete del Ministerio, que reconocían su responsabilidad por las vacunas. De modo que al menos cinco personas habían sido indemnizadas ya en esa época, y después hubo otras. Estas indemnizaciones demuestran que lo «sabían», aunque lo negaban siempre y lo niegan aún. Cierto es que a pesar de las cantidades desembolsadas para indemnizar a algunas víctimas, muy pocas realmente, esta acción agresiva contra la salud pública ha sido rentable para los laboratorios, ya que el margen de beneficios que tienen las vacunas genéticas –como es la vacuna contra la hepatitis B– alcanza el 98% y que desde 1994 habrían costado al menos 15.000 millones de francos a los contribuyentes.

Durante el programa *¡Silencio, vacunamos!* que se emitió el 9 de diciembre de 2008 en France 3, el doctor Claude Béraud, hepatólogo, antiguo consejero médico de la Caja de Seguros de Enfermedad y miembro del Consejo Médico y Científico de la Mutualidad Francesa, resumió lo que pensaba de esta vacunación: «La vacunación contra la hepatitis B en Francia será enseñada más adelante en las escuelas de sanidad pública como un ejemplo de lo que no hay que hacer». Confirmó que se calculaba entre el 0,1 y el 0,3% el número de portadores del virus en Francia, un porcentaje muy reducido. Lamentó que en el servicio del que era responsable se hubiera vacunado a las secretarias porque estaban en contacto con los dosieres de los enfermos de hepatitis B: «¡Una auténtica locura!».

EL ESCÁNDALO DE LA HEPATITIS B AL DÍA DE HOY

El mundo científico al que pertenezco está por lo menos tan corrompido como el mundo político.

Haroun TAZIEFF,
9 de diciembre de 1994,
en *France Culture*

Catorce años después de la campaña nacional de vacunación contra la hepatitis B, los responsables de los laboratorios que habían desarrollado y puesto a la venta la vacuna fueron inspeccionados por «fraude reiterado». Hemos podido darnos cuenta de este fraude a lo largo del capítulo anterior, pero Benoît Soubeyrand, director médico de Sanofi-Pasteur MSD, declaró tras esa investigación: «Queremos hacer valer nuestro punto de vista en este asunto». ¿Cómo va a responder a la acusación de «fraude reiterado»? Todo el mundo tiene derecho a equivocarse, pero no a mentir tan ultrajantemente cuando se trata de la salud pública. Fue el laboratorio Pasteur-Mérieux MSD, sin que Benoît

Soubeyrand se disgustase por ello, el que se encargó de informar a los médicos de familia con toda la objetividad que acabamos de ver. Y hubo numerosos cómplices, conscientes o no, en el gobierno, en las instancias de sanidad y en ciertos medios de comunicación. ¿Los investigarán también a ellos? Sería indispensable, porque en esta desvergonzada campaña a favor de la vacunación contra la hepatitis B, la publicidad sobrepasó con mucho a los argumentos utilizados para vender lavadoras o Coca-Cola, y las mentiras se han sucedido una tras otra con una cadencia antes nunca igualada en el terreno de la salud.

LE FIGARO SE HACE PORTAVOZ DE LOS LABORATORIOS

El Instituto de Vigilancia Sanitaria nos avisaba el 14 de febrero de 2005 de que los resultados preliminares permitían disponer, por primera vez en la Francia metropolitana, de un cálculo de las tasas de preponderancia de la distribución del antígeno HBs –cuya presencia indica una infección crónica por el virus de la hepatitis B–, que eran «más altas de lo que se había ofrecido hasta ahora». Desde el mismo día siguiente, 15 de febrero de 2005, *Le Figaro* volvía a tomar la cifra de 300.000 personas contagiadas por el virus de la hepatitis B. Citaba el diario a Maxime Journiac, especialista del Servicio de Información sobre el sida, que planteaba una pregunta que calificaba de «lacerante»: «¿Es el abandono de las campañas de vacunación el responsable de este empeoramiento?». Y siempre con la misma canción: «El virus se transmite por la sangre, el esperma, las secreciones vaginales, la saliva y los fluidos que supuran de una herida».

UN DETALLE PERTURBADOR

Nadie parece haberse dado cuenta en este artículo de que, con la mitad de Francia «protegida» del virus por la vacuna, existen muchos más casos que antes de la campaña de vacunación masiva, y no podemos sino preocuparnos al saber que las cifras relativas a la hepatitis B se han duplicado en diez años. En ese caso, es preciso evitar sobre todo que se continúe vacunando, sea a quien sea.

Le Figaro indicaba igualmente que «Francia es el único país europeo donde la oposición a la vacuna contra la hepatitis B ha tenido tantas consecuencias judiciales y mediáticas, que la cobertura de vacunación ha ido hacia atrás», cuidándose muy mucho de decir que Francia es el único país europeo que ha obedecido a las presiones de los laboratorios. El diario debería saber que Irlanda, Alemania, los Países Bajos y los países escandinavos consideraron que la hepatitis B no era un problema de salud pública. De esa manera, las autoridades sanitarias de esos países decidieron no vacunar más que a los grupos de riesgo muy definidos, con lo que se redujo en gran medida la cantidad de efectos secundarios. En el Reino Unido se ha vacunado al 5%, no al 50%, de la población y sin embargo ese país no tiene más casos de hepatitis B que Francia.

Solo tres países vacunaron en masa: Francia; los Estados Unidos, donde los incidentes fueron muy numerosos, e Italia, donde el ministro de Sanidad recibió 600 millones de liras de parte de SmithKlineBeecham algunos meses antes de que hiciese obligatoria la vacunación en su país. Fue inculpado y condenado a varios años de cárcel –que no cumplió–, pero la vacuna siguió siendo obligatoria en Italia, donde ha causado estragos parecidos a los de Francia. Todo el mundo parece ignorarlo, y *Le Figaro* se lleva la palma a este respecto.

LOS BENEFICIOS SON PARA LOS LABORATORIOS; LOS RIESGOS, PARA LOS PACIENTES

En la página web *Doctissimo* se encuentra hasta el ejemplo del «desenfocado artístico» que rodea a este problema. En una de las versiones de la web se podía leer en 2008 que en Francia había «entre 100.000 y 150.000 personas portadoras del virus de la hepatitis B», mientras otra parte mostraba que «cerca de 300.000 personas son portadoras del virus». Sería urgente que *Doctissimo* pusiera todos sus relojes a la misma hora. Afirmaba igualmente que «el germen culpable forma parte de los diez virus más temibles del mundo». ¿Será investigado *Doctissimo* por «fraude reiterado»? Si el de la hepatitis B es uno de los «diez virus más temibles del mundo», no tenemos nada que temer de los otros nueve y podemos dormir tranquilos, pero no es el caso.

De este modo, podemos observar, una vez más, que los riesgos son siempre para los enfermos y el beneficio para los laboratorios. Por lo tanto, sería normal que ese beneficio, generado por medio de maniobras discutibles, fuese cargado a veces con una sentencia judicial. Pero ¿serán condenados alguna vez los laboratorios? Nada menos probable, teniendo en cuenta su influencia. De todas maneras, esa sería para nosotros la ocasión de ver si la Justicia es verdaderamente independiente, cosa que todos esperamos. Sea como fuere, no podemos contar para nada con la ayuda de la actual ministra de Sanidad, Roselyne Bachelot, porque para ella «el VHB no es responsable de ninguna enfermedad en Francia, sino de una polémica».[34] ¿Hablaba de la vacuna, o del virus?

COMPLICACIONES TAMBIÉN EN OTROS PAÍSES

Tras haber declarado que «no están justificadas» las acusaciones contra los responsables, el portavoz del laboratorio Sanofi-Pasteur MSD afirmó que todo este asunto era «exclusivamente francés». Eso solo se lo creen él y los que ignoren toda información que venga del extranjero.

Desde 1990, en los Estados Unidos la ley federal obliga a todos los médicos a que declaren las complicaciones causadas por las vacunas al Sistema de Información de Sucesos Negativos con las Vacunas, que depende de FDA y del gobierno estadounidense. Pues bien, entre el 1 de julio de 1990 y el 31 de octubre de 1998, el VAERS contabilizó 24.775 efectos secundarios de la vacuna contra la hepatitis B, de los que hubo 9.673 casos graves y 439 muertes, de las que 180 fueron clasificadas como «muerte súbita e inexplicable del lactante».

El 18 de mayo de 1999, el banquero norteamericano Michael Belkin rindió testimonio sobre este asunto ante el Congreso. Su hija había muerto un año antes, a la edad de cinco semanas, aunque estaba «llena de vida y de salud», quince horas después de haber recibido la segunda inyección de la vacuna contra la hepatitis B. El médico forense de Nueva York dictaminó que se trataba del síndrome de muerte súbita del lactante, olvidándose de mencionar en su informe que la criatura acababa de recibir la vacuna contra la hepatitis B y que tenía un edema cerebral, hecho confirmado en la autopsia. Ahora bien, la muerte súbita del lactante es debida muy frecuentemente a un problema respiratorio (por esa razón se acuesta ahora a los lactantes sobre su espalda, con la cara bien despejada, y en un ambiente libre de humo de tabaco), mientras que una causa neurológica es muy infrecuente, sobre todo por un edema cerebral. Este ejemplo dista mucho de ser único en los Estados Unidos, y también existe en Francia.

Para la doctora Jane Orient, presidenta de la Asociación de Médicos y Cirujanos de los Estados Unidos, «la presencia de un edema cerebral en los niños de corta edad que mueren poco tiempo después de una vacunación contra la hepatitis B es preocupante. Los niños menores de catorce años tienen más riesgo de morir o de padecer reacciones adversas tras haber recibido la vacuna de la hepatitis B que de contagiarse de la enfermedad». El 14 de junio de 1999, la doctora Orient se presentó como testigo ante el Comité de Reforma del Gobierno. En su testimonio aludió a los cuatro mil seiscientos informes que implicaban o bien la aterosclerosis o bien enfermedades del sistema nervioso central, entre las cuales el síndrome de Guillain-Barré y el lupus eritematoso, así como el aumento alarmante del asma y de la diabetes insulinodependiente, que se oculta totalmente en Francia. Concluyó diciendo: «Para la mayoría de los niños, el riesgo de una reacción grave a la vacuna puede ser cien veces mayor que el riesgo de la hepatitis B». Para ella la política de vacunaciones «se basa en conflictos de interés y en una metodología científica alejada de la crítica independiente. Las reacciones adversas graves se ignoran. Esto representa una violación al Código de Nuremberg, porque fuerza a las personas a recibir un tratamiento médico contra su voluntad o a participar en el equivalente a un experimento a gran escala sin un consentimiento informado».

CIFRAS ATERRADORAS

Para los niños de menos de seis años, entre los que no existe «ningún problema» en Francia según las autoridades sanitarias, el VAERS registró entre 1999 y 2002 un total de 13.363 incidencias, de las cuales hubo 1.850 hospitalizaciones y 642 muertes debidas solo a esta vacuna. Ya hay de qué asustarse por estas cifras, pero el 2 de junio de 1993 la FDA confesaba que un estudio demostró que «solamente se informaba del 1% de los incidentes graves». Es cierto que, si se tiene en cuenta este porcentaje, la situación es aterradora.

El análisis independiente de los datos informáticos procedentes del VAERS pone de manifiesto, ya solo para 1996, 872 incidencias graves registradas en niños menores de catorce años en relación con la vacuna contra la hepatitis B. Ese mismo año murieron 48 niños. En resumen, a pesar de su considerable infravaloración (ver el recuadro), las incidencias oficialmente declaradas para la vacuna contra la hepatitis B son tres veces más frecuentes que los casos de hepatitis B, rara vez mortales, observados en niños menores de catorce años, mientras que ningún funcionario, norteamericano o europeo, deja de aludir a la ventajosa relación riesgo-beneficio que se concede a esta vacuna. ¿Será que leen las cifras al revés?

La FDA confió treinta mil dosieres médicos de personas que habían presentado efectos no deseados a la doctora Bonnie Dunbar, catedrática de biología celular y molecular de la Universidad Médica Baylor, en Houston. Colaborando con colegas de otras universidades e instituciones médicas, Dunbar eliminó los casos dudosos, luego estudió los casos de las familias en las que varios miembros habían reaccionado muy mal a esta vacuna. Para estos investigadores, lo que ocurre es que el sistema inmunitario del enfermo se desboca, se vuelve ciego y, reproduciendo los efectos de las enfermedades autoinmunes que se observan en el transcurso de las infecciones víricas naturales, destruye ciertas partes del sistema neurológico. Bonnie Dunbar cree que existen en los Estados Unidos 200.000 casos de efectos no deseados, como mínimo. En este país un cierto porcentaje del precio de la vacuna se retiene para indemnizar por los incidentes ocurridos con ellas. Habida cuenta de que entre 1990 y 2000 se han pagado 1.048 millones de dólares, y que la suma máxima concedida por una muerte son 250.000 dólares, esta cifra desmiente por sí misma todas las aseveraciones oficiales que afirman que no hay nada que pruebe la nocividad de estas vacunas. Si de veras son tan inofensivas, ¿porqué hay tanto dinero asignado para las víctimas?

En Canadá, el organismo Sucesos Adversos Asociados a las Vacunas recibe entre cuatro mil y cinco mil informes espontáneos al año, aunque los médicos canadienses no están obligados por ley a informar de los efectos secundarios de las vacunas, excepto en Ontario. Y como seguramente se infranotifique allí también, ¿cuántos casos existirán en realidad?

Este resumen de la situación en América del Norte demuestra que los problemas con las vacunas no están reservados solo a Francia, como quieren hacer creer las autoridades.

Por otra parte, no vale la pena envidiar a los estadounidenses con su VAERS, porque este organismo ha subcontratado hasta 2011 al Constella Group, un servicio sanitario que trabaja por cuenta de las autoridades sanitarias de los Estados Unidos, pero también para Merck. ¿Cómo podemos creer en la imparcialidad de este organismo que es juez y parte, y cuyo trabajo consiste en recibir las quejas y transmitirlas a las agencias federales, con una suma compensatoria de 21 millones de dólares? Esta es una prueba más de que los incidentes con las vacunas son probablemente más numerosos de lo que se declara.

UNA BOMBA DE EFECTOS RETARDADOS

Cuando se investigó a los dos fabricantes y la vacuna contra la hepatitis B sufrió un fuerte ataque –pero muy breve–, la respuesta de los laboratorios no tardó mucho. Bajo la pluma de Pierre Kaldy, el diario *Le Figaro* del 12 de febrero de 2008 publicó un artículo para «informar» a sus lectores de que «no existe relación alguna entre esa vacunación de niños y la aterosclerosis», y que «al contrario de la vacunación en adultos, no hubo jamás dudas en cuanto a la inocuidad de la vacunación en los lactantes». Podemos destacar que los defensores de esta vacuna se agarran siempre a la aterosclerosis (SEP, por sus siglas en francés) como efecto secundario grave, al tiempo que ignoran muchas otras incidencias, como aquellas que fueron clasificadas de muerte súbita del lactante.

En una entrevista concedida a la revista *Vous et votre santé*, el experto forense Marc Girard precisaba:

> Pretender que la vacunación no ocasione ninguna SEP en los lactantes es una estupidez envuelta en un engaño. Si bien es correcto que el sistema de mielina es inmaduro en el recién nacido, no por ello este último segregará de ella menos anticuerpos que, con toda probabilidad, acabarán por confundir lo que es suyo y lo que no es suyo en algunos casos: ¿qué pasará cuando su mielina se haya formado?

A una bomba que no estalla cuando se la pone se la llama generalmente *bomba de efectos retardados*. Y en una carta dirigida en 2008 al periódico *Prescire*, Girard preguntaba: «Aunque la SEP no ha sido nunca una enfermedad pediátrica, ¿por qué se las apaña el equipo de San Vicente de Paúl para ocultar [...] que la frecuencia de las SEP pediátricas se había multiplicado por treinta y cinco (aproximadamente) después de la campaña de vacunación?».

Las palabras del doctor Girard fueron confirmadas ampliamente por expertos estadounidenses. Además, los informes del VAERS muestran que hay muchos bebés de algunos días o semanas muertos inmediatamente después de esta vacunación, pero cuyos casos fueron clasificados como «muerte súbita e inexplicable del lactante», como vimos con el bebé de Michael Belkin.

En los Estados Unidos, el doctor Philip Incao, citado a menudo como experto en los procesos relacionados con las vacunaciones, planteó este asunto en septiembre de 1997,

DISTRIBUCIÓN ANUAL DE LOS CASOS DE ATAQUES DESMIELINIZANTES CENTRALES Y PERIFÉRICOS

El sitio web del Ministerio de Sanidad subió en 1998 un cuadro que proporcionaba el número de casos de ataques desmielinizantes comprobados, en relación con la cantidad de dosis de la vacuna contra la hepatitis B que se vendieron. Se ve claramente una fuerte correlación entre el número de casos y la cantidad de dosis vendidas cada año.

AÑO	1990	1991	1992	1993	1994
Casos	1	3	8	19	51
Dosis vendidas	804.306	2.287.018	3.734.662	5.018.418	14.917.107
AÑO	1995	1996	1997	1998	
Casos	83	98	37	2	
Dosis vendidas	23.325.138	15.134.845	8.480.338	1.374.590	

con ocasión de la Primera Conferencia Pública Internacional sobre Vacunaciones, en Alejandría, en el estado de Virginia:

> En las muertes de niños de menos de un mes, la mayoría de ellas fueron clasificadas como muerte súbita inexplicable del lactante. Sin embargo, en el pasado este síndrome no azotó nunca a niños tan pequeños; la muerte súbita solo se había observado después del primer mes de vida. Con 6.000 niños muertos de esta manera cada año, no tenemos ni idea

del porcentaje de estas muertes que son causadas en realidad por la vacunación contra la hepatitis B.

No hay ninguna razón para que en Francia el porcentaje de mortalidad por esta vacuna sea inferior al de los Estados Unidos para los niños pequeños. Por otro lado, la asociación Red de Vacunación contra la Hepatitis B, así como otras asociaciones, posee varios dosieres relacionados con incidencias ocurridas en lactantes.

UNA LETANÍA DE MENTIRAS

Cuando el doctor Marc Girard fue nombrado por el Tribunal de Apelación de Versalles para proceder al peritaje de las incidencias, descubrió un informe de la Dirección General de Sanidad (DGS) del 15 de febrero de 2002, según el cual estas vacunas habrían producido «la mayor serie de efectos no deseados recopilados por Vigilancia Farmacológica desde su creación en 1974». De esta manera comprobó también que el Centro de Vigilancia Farmacológica de Estrasburgo es tan eficaz que una víctima, fallecida en 1998, seguía figurando como viva, mientras que a otra la habrían vacunado dos meses después de su muerte. Igualmente, el 99% de los dosieres de la investigación se habrían «perdido» en el transcurso del análisis.

El doctor Girard destacó también que «los que mantienen el interés de esta vacunación son aquellos que en las revistas epidemiológicas admiten sin reírse que existe una incertidumbre de 1 a 7 sobre las cifras de contagio vírico».[35] Y planteó la pregunta: «¿Quién podría tomarse en serio a la gente del Instituto Nacional de Estadística y Estudios

Económicos si viniese a decirnos que al final del último censo la población francesa tiene entre 60 y 420 millones de personas?». En una carta dirigida la revista *Prescrire*, el doctor Girard preguntaba por qué las primeras relaciones anteriores a la campaña declaraban menos de 25.000 casos, cuando se habla habitualmente de 60.000 a 80.000 casos tras la campaña.[36] «Mientras que para un médico no especialista de hace veinte años tener a un aterosclerótico entre sus pacientes era una excepción, ¿por qué ya no es ese el caso hoy, en relación con una enfermedad de la que hasta el director de la DGS admite que no está sujeta a variaciones espontáneas repentinas?». También preguntaba: «Por qué, en fin, a *Prescrire*, que habitualmente es tan puntillosa con las tendencias culposas de nuestra administración sanitaria, no le ha importado nunca que la especialidad GenHevac B –especialidad de producción exclusivamente francesa del Instituto Pasteur– no haya podido conseguir jamás el certificado de la Asociación Médica Mundial en un país desarrollado que no sea Francia?».

Nadie pudo o quiso responder, pero en 2003 los periódicos franceses anunciaron que dos estudios independientes habían declarado totalmente inocente a la vacuna. Ahora bien, esos dos estudios fueron iniciados y parcialmente subvencionados por los fabricantes de vacunas, el primero por Aventis-Pasteur (hoy día Sanofi-Pasteur MSD) y el segundo por Merck, igualmente asociado con Pasteur-Mérieux. Parece que todo esto queda ignorado por el periodista de *Le Figaro*, quien en el número del 12 de febrero de 2008 le da voz al profesor Christian Confavreux, miembro del Comité Médico-Científico de la Asociación para la Investigación contra la Aterosclerosis. «Decenas de millones de personas han sido vacunadas ya por todo el mundo, y ni un solo país se plantea este tipo de preguntas, salvo nosotros. Cuanto más se profundizan los estudios, tanto más aparece que esta vacuna no tiene relación con el desencadenamiento o el avance de la enfermedad. Las coincidencias acumuladas con los números no constituyen causalidad».

El profesor Confavreux parece tan ignorante como el periodista de *Le Figaro* de lo que ocurre tanto en Francia como en el resto del mundo y, en pocas palabras y sin prueba alguna, desmiente el artículo de *Lancet* de 1994 que denunciaba: «La vacunación contra la hepatitis B se ha asociado con una exacerbación, o incluso con el desencadenamiento, de enfermedades autoinmunes como la esclerosis múltiple o el síndrome de Guillain-Barré». Además, los ataques desmielinizantes no son las únicas consecuencias de esta vacuna, y nadie o casi nadie menciona dolencias como el lupus eritematoso diseminado (o sistémico), la periarteritis nudosa, la dermatomiositis y la esclerodermia o la aplasia medular, sin olvidar la diabetes juvenil insulinodependiente y los problemas en la vista o el oído, todas ellas enfermedades que se manifiestan después de esta vacunación.

Está claro que la enfermedad de Baselow, la enfermedad de Hashimoto, la púrpura trombocitofénica, la leucemia, la esclerosis lateral amiotrófica o enfermedad de Charcot (una degeneración progresiva de las neuronas motoras que lleva a la muerte en los tres años siguientes) que aparecen igualmente tras esta vacunación son ignorados por los expertos.

Podríamos suponer que el profesor Confavreux y el periodista de *Le Figaro* desconocen el idioma inglés y que no han podido conseguir nunca un traductor, pero parece que también ignoran la declaración, que hizo en francés, el profesor Bernard Bégaud, epidemiólogo, experto reconocido internacionalmente en vigilancia farmacológica que ha dirigido estudios sobre los efectos secundarios de la vacuna: «Cuando escucho hoy que alguien dice que el riesgo es nulo, me parece grotesco. Eso no es posible».

En esa misma línea, el artículo de *Le Figaro* indica que en Francia la hepatitis B provoca «casi 1.500 víctimas cada año, según las cifras oficiales», guardándose bien de mencionar que en la época en la que reinaba la histeria alrededor de esta vacunación, Antoine Flahaut demostraba que había «de 600 a 1.000 como máximo», cifra que incluía también a los alcohólicos. En resumen, si creemos al periódico, ¡después de años de vacunaciones masivas la incidencia de la enfermedad se habría casi duplicado! En ese caso, hay que abandonar inmediatamente esta vacunación.

Las controversias se multiplican por todo este artículo «contundente», así que el autor afirma que la vacunación de los lactantes sobrepasa el 90% en el resto de Europa y en América del Norte. Uno se pregunta adónde ha ido el autor a pescar estas cifras. Para los Estados Unidos son exactas, puesto que la OMS proclama un 92% de vacunados contra la hepatitis B –por eso los problemas son allí tan numerosos como las quejas–. Por el contrario, el autor se guarda muy mucho de indicar que en Europa Holanda, Dinamarca, Finlandia, Noruega, Suecia, el Reino Unido, Irlanda y Suiza han vacunado tan poco contra esta enfermedad que la OMS no tiene en cuenta a estos países en absoluto. Por lo tanto, no puede haber problemas. Respecto a esto, repito que en estos países no vacunados la incidencia de la enfermedad no es superior a la de Francia. En cuanto a Alemania, Austria y Bélgica, la tasa de vacunación varía entre el 78 y el 86%, lo que es mucho, pero menos que las cifras reflejadas en *Le Figaro*. Solamente han sobrepasado el 90% proclamado Luxemburgo, España y sobre todo Italia, donde, recordémoslo, pagaron al ministro de Sanidad para que hiciese obligatoria esta vacuna en su país.

En conclusión, asegurar que «vacunar a edad temprana genera una inmunización de muy larga duración, quizá para toda la vida» es una afirmación gratuita, y ese «quizá para toda la vida» no tiene valor científico alguno. Si ese fuera el caso, ¿por qué se exige que el personal sanitario se vacune cada cinco años? Este artículo demuestra una vez más que antes de pretender «informar», deberían informarse ellos mismos con toda independencia.

UNA «UTILIDAD» DESMENTIDA POR FIN

El mantenimiento de la vacunación para los lactantes se apoya en la afirmación de que la protección proporcionada por la vacuna administrada antes de los dos años de edad se adquiría prácticamente de por vida, porque la vacuna crea una memoria inmunitaria que se despierta en caso de infección y protegería de esta. Dos estudios han venido a desmentir estas extrapolaciones. El primero se publicó en 2007 en la revista inglesa *Vaccine*;[37] el segundo, en 2008 en la revista estadounidense *Pediatric Infectious Disease*.[38] Los resultados de los dos estudios son idénticos entre sí y demuestran que el 50% de los niños a los que se inocula una dosis de recuerdo quince años después de su vacunación no manifiestan la reacción inmunitaria esperada, lo que hace temer que no estarían protegidos en caso de infección e incluso que no es posible reactivar la protección por medio de una dosis de recuerdo. De hecho, las dosis de recuerdo de la vacuna habrían debido provocar una reactivación importante y rápida de la inmunidad, como si se tratase del ataque de un virus. Además, la eficacia obtenida con esas dosis de recuerdo no era tan elevada como cuando la primera vacunación, lo que hace sospechar que la eficacia de la vacuna pueda disminuir con el tiempo, a pesar de las dosis de recuerdo. Puesto que en las poblaciones de riesgo bajo los contagios se producen entre los veinticinco y los treinta y cinco años, sería preciso que para que la vacuna pueda tener una utilidad cualquiera se mostrase eficaz durante al menos treinta años y sin que haya necesidad de reactivación alguna por las dosis de recuerdo.

Está claro que cuando la OMS recomendó la vacunación a todos los estados del mundo, no podía aportar prueba alguna de su utilidad para los países de bajo riesgo. De hecho, en 1991 la vacuna recombinada, que era la única que se utilizaba, solo existía desde hacía nueve años y subsistía a pesar de muchos factores desconocidos, en especial la duración de su eficacia y de su inocuidad más allá de las primeras semanas. Estos son los dos parámetros que se toman en cuenta a la hora de decidir si una vacuna es peligrosa, o no.

Además, los que pregonan que la vacuna impide la transmisión de virus en el transcurso de las relaciones sexuales se olvidan de mencionar que, sea la que sea la protección que ofrezca, la vacuna no actúa contra el VIH ni contra la hepatitis C, para la que no existe vacuna alguna. Ninguno de los folletos publicitarios generosamente distribuidos por los laboratorios mencionaba que era una prioridad ponerse un preservativo para evitar contagiarse del VIH o del virus de la hepatitis C, incluso si se había recibido la vacuna contra la hepatitis B. ¡Y por un buen motivo!: si se utiliza un preservativo, este protege también contra la hepatitis B, ¡por lo tanto la vacuna es innecesaria! ¿Cuántos adolescentes, confiando en las afirmaciones de los laboratorios, creyeron que estaban protegidos y no tomaron ninguna precaución? ¿Cuántos contagios han resultado de ello? ¡Nadie plantea nunca este molesto punto de vista! El miedo al sida, que traumatizó a tantos jóvenes, ha desaparecido prácticamente, reemplazado por el miedo a la hepatitis B. ¿No podríamos pensar que, justamente porque no existen vacunas contra el sida y la hepatitis C, nos hemos puesto en guerra contra la hepatitis B?

LAS VACUNAS CONTRA EL VIRUS DEL PAPILOMA

Me da pena que nuestra clientela se reduzca a los enfermos. Si consiguiéramos producir medicamentos para los sanos, podríamos vender nuestros productos a todo el mundo.

Henri Gadsen,
antiguo director general de los laboratorios Merck,
fabricantes del GARDASIL®, 1976

En el otoño de 2008, cuando el Instituto Pasteur era admirado por un día, se pudo escuchar en todas las ondas radiofónicas que su último «descubrimiento» era la «vacuna contra el cáncer de cuello de útero». Este anuncio es en realidad una mentira doble, porque el Instituto Pasteur no es el descubridor de la vacuna, sino simplemente su distribuidor, y además no existe vacuna alguna contra ningún tipo de cáncer. En realidad se trata de una vacuna contra el «papilomavirus», porque los cánceres de cuello de útero se deben a veces al Virus del Papiloma Humano (VPH), lo que no es lo mismo.

La vacuna Gardasil®, fabricada por manipulación genética, fue creada por los laboratorios Merck, pero la comercializó en Francia Sanofi-Pasteur MSD. Según los laboratorios, «el Gardasil® se enfoca en los papilomavirus de los tipos 6, 11, 16 y 18, que son los responsables de entre el 70 y el 84% de los cánceres de cuello de útero, del 70% de las lesiones precancerosas, del 50% de las lesiones potencialmente precancerosas del cuello del útero, del 80% de las lesiones precancerosas de la vulva y de la vagina y del 90% de las verrugas genitales». Estas cifras, proporcionadas por el fabricante, no provienen de ninguna fuente independiente; así pues, son de poca confianza. En cuanto al Cervarix® de GlaxoSmithKline, no se orienta más que a los papilomavirus de los tipos 16 y 18, que pueden ser una condición necesaria, pero no suficiente, de los cánceres de cuello uterino. Así pues, estas vacunas no protegen contra los papilomavirus de los tipos 31, 33, 35, 39, 51, 52 y 58, responsables con los VPH 16 y 18 del 70% de estos cánceres.

UNA INFECCIÓN COMÚN Y A MENUDO SIN CONSECUENCIAS

Es correcto que existe una correlación entre el VPH de alto riesgo y el cáncer de cuello de útero, pero el 90% de las infecciones son asintomáticas y se curan sin tratamiento. En esos casos las lesiones debidas al virus remiten espontáneamente y el VPH ya no se detecta en el cuello del útero. La duración media de la infección detectable localmente varía entre los seis y los catorce meses. En el plazo de dos a cuatro años solamente entre el 15 y el 25% de las lesiones cervicales evolucionan hacia un estado precanceroso. Estamos muy lejos de las afirmaciones alarmantes del fabricante; en realidad este virus es muy común y se lo puede encontrar en el 80% de los hombres y las mujeres. La mayoría de nosotros hemos sufrido su presencia sin haber padecido por ello y no estamos muertos.

Un estudio español, dirigido por Silvia de Sanjosé y que abarcaba a 973 mujeres, analizó la incidencia de los diversos tipos de papilomavirus humanos en la población femenina de Barcelona. Esta incidencia era del 2,98% juntando a todos los tipos de este virus.[39]

CIFRAS MUY ALEJADAS DE LA REALIDAD

El estudio de Silvia de Sanjosé demuestra que la realidad no tiene nada que ver con la publicidad de Sanofi-Pasteur MSD. Entre las 29 mujeres (de las 973) que contrajeron una infección por un papilomavirus, ninguna de ellas estaba infectada por el VPH del tipo 18, mientras que 6 lo estaban por el VPH del tipo 16 y ninguna por al menos dos de los cuatro serotipos del Gardasil®.

El doctor Carlos Álvarez-Dardet, catedrático de salud pública de la Universidad de Alicante y especialista en vacunas, es también el director del *Journal of Epidemiology and Community Health*. En octubre de 2007, cuando las autoridades sanitarias españolas introdujeron en el calendario de vacunaciones al Gardasil®, pagado por la Seguridad Social, este epidemiólogo publicó un manifiesto en el diario *El País* en el que apelaba a firmar una petición en nombre de la «defensa del bien público» con el fin de obtener una moratoria para el uso del Gardasil®. Su agresivo discurso se titulaba: «La industria farmacéutica tiene que revelar lo que paga para promocionar la vacuna contra el cáncer de útero». Afirmaba que ni siquiera sabemos si la vacuna protege, porque si lo hace solamente lo conoceremos dentro de treinta años, y que, además, este estímulo para la vacunación cuesta una fortuna.

El profesor Álvarez-Dardet subrayó la diferencia entre el tratamiento de la publicidad habitual, sometida a normas que implican una autolimitación, y el de la industria farmacéutica, que hace su publicidad directamente a quienes prescriben:

> Se trata de una negación de la democracia. No permitiríamos que un vendedor de automóviles utilizase mentiras flagrantes ni exageraciones interesadas con el único propósito de vender; y sin embargo permitimos que la industria farmacéutica lo haga, por culpa de la falta de un sistema de control democrático de la publicidad». Concluyó su declaración diciendo que, en ausencia de datos científicos claros, «vacunar a nuestras hijas con el Gardasil® equivale a convertirlas en conejillos de indias para la industria farmacéutica en un experimento directo sobre la población.

En España, además, teniendo en cuenta la poca incidencia del cáncer de cuello de útero, la prevención de una sola muerte costaría 8 millones de euros a la Seguridad Social. Así pues, esta vacunación representaría una carga financiera enorme, de una naturaleza tal que se bastaría ella sola para desestabilizar el sistema de salud pública en su conjunto. Se adelantaría a los gastos más útiles, tales como los programas de detección (frotis vaginal) y de tratamiento de esta forma de cáncer.

SE OCULTA EL PAPEL QUE TIENEN LOS CARCINÓGENOS

En el año 2000, en los Estados Unidos la tasa de mortalidad por cáncer de cuello de útero era de 3,3 mujeres por cada 100.000, y en Australia de 4 por cada 100.000. La tasa de mortalidad aumenta con la edad –la mayoría de los fallecimientos se sitúan entre los setenta y cinco y los setenta y nueve años, mientras que menos del 6% se producen en mujeres menores de treinta y cinco años–. El Instituto Nacional del Cáncer de los Estados Unidos considera que la relación directa entre el virus y el cáncer no está demostrada en absoluto. En un estudio controlado oficialmente, el 67% de las mujeres que tenían cáncer de cuello y el 43% de las mujeres libres de él daban positivo en los test del VPH. En general, estos cánceres se observan solamente entre veinte y cincuenta años después de la infección. En cambio, sabemos que el cáncer es multifactorial y que depende tanto del entorno y del estilo de vida como de la herencia. Los especialistas calculan que el 80% de los cánceres está causado por lo que bebemos, lo que comemos y lo que fumamos, así como por nuestra exposición a las radiaciones o a los agentes carcinógenos.

En 1992, Peter Duesberg y Jody Schwartz, biólogos moleculares en la Universidad de California en Berkeley, observaron que sin duda alguna son los carcinógenos los responsables de la proliferación de células anormales, y no el VPH: «Siendo así que las células cancerosas están más amenazadas por las infecciones que las normales, los virus serían más bien los indicadores de proliferaciones anormales, más que su causa». De modo que, ¿cómo podemos insistir en afirmar que el VPH sea el principal responsable del cáncer de cuello de útero y no todos los carcinógenos?

UN FANTÁSTICO EFECTO PUBLICITARIO

Lo único cierto es que el Gardasil® es de ahora en adelante un gigantesco efecto publicitario y comercial para Sanofi-Pasteur MSD, así como para Merck, y que las jóvenes son conejillos de indias a gran escala. Esperamos que los jóvenes no compartan su suerte, lo que no tardará mucho si persistimos en creernos la publicidad.

¿EFICAZ Y SIN PELIGROS?

Según la Alianza para la Protección de las Investigaciones en Humanos, el Gardasil® no ha demostrado ni su inocuidad ni su eficacia durante los ensayos clínicos. Sin embargo, los representantes de los laboratorios afirman con aplomo que «la vacuna presenta su máxima eficacia cuando se la administra antes del primer contacto con el virus –como aseguró en la AFP el doctor Yann Leocmach, del laboratorio Sanofi-Pasteur MSD–. Nuestra recomendación es que se vacune a las chicas entre los once y los doce años, y que se haga un recordatorio para las de entre trece y veintiséis años». Es evidente que el doctor Leocmach no conocía la duración de la eficacia de la vacuna, porque existe un retroceso de apenas tres años para la vacunación en masa, pero está prácticamente seguro de que las dosis de recuerdo serán necesarias. Para el profesor Patrice Lopes, presidente de la Sociedad Francesa de Ginecología, el objetivo prioritario se sitúa entre los nueve y los catorce años, incluso si hay peligro de que los padres «se muestren reacios a la idea de que se hable de relaciones sexuales». Se comprende que los padres sean reacios a esa edad.

Lejos de compartir estas certezas, el profesor Claude Béraud, catedrático honorario de la Universidad de Burdeos, antiguo vicepresidente del Comité de Transparencia de la Agencia Francesa para la Seguridad Sanitaria de los Productos para la Salud (AFSSAPS, por sus siglas en francés), antiguo miembro del Consejo Médico y Científico permanente de la Mutualité Française, reclama una «moratoria» para esta vacunación. Reveló al diario *Le Monde* que temía «las perturbaciones ecológicas que esta vacuna podría provocar en el equilibrio de las cepas víricas, ya sea favoreciendo el desarrollo de las cepas resistentes, ya sea acrecentando la virulencia de cepas que hoy son inofensivas». De hecho, existe un riesgo nada despreciable de que la vacuna favorezca la infección por otras cepas de VPH resistentes, que podrían desbaratar las defensas inmunitarias con consecuencias incontrolables. Esto es lo que los especialistas llaman «presión selectiva», porque nos inmiscuimos en las relaciones naturales del sistema inmunitario con los virus, aunque la mayor parte del tiempo este es perfectamente capaz de desembarazarse solito de ellos, y reemplazamos unas cepas por otras de alto riesgo cancerígeno, lo que favorece la aparición de lesiones precancerosas y de cánceres de cuello de útero. Y así nos arriesgamos a obtener el efecto contrario del que deseamos.

Según el profesor Béraud, los frotis evitan al menos el 80% de los cánceres de cuello uterino. Denuncia «el miedo y la angustia provocados por las campañas mediáticas que han acompañado a la puesta de las vacunas en el mercado» y que «han llevado a las mujeres jóvenes y adolescentes, a menudo acompañadas de sus madres –objetivos favoritos de la publicidad culpabilizadora de los laboratorios–, a las consultas médicas. Así pues, es necesario restablecer la realidad de los riesgos».

Igualmente, en octubre de 2007, el diario alemán *Süddeutsche Zeitung* resumía algunos de los posicionamientos más destacados sobre el asunto del Gardasil® en un artículo titulado «Prevención prematura», en el que se criticaban las falsas creencias que originó la campaña de publicidad de Sanofi-Pasteur MSD acerca de la prevención por medio de esta vacuna del cáncer de cuello de útero. Insistía en que su eficacia no ha sido demostrada jamás, ni siquiera para los dos genotipos del virus del papiloma humano –el 16 y el 18– contra los cuales se suponía que protegía, y que los otros dos genotipos –el 6 y el 11– no tienen que ver más que con las verrugas genitales. Según sus palabras:

> Suponiendo que se llegase a demostrar algún tipo de eficacia de esta vacuna, harían falta al menos treinta años para conseguirlo, porque la evolución de una infección banal hacia un adenocarcinoma o un cáncer invasivo se realiza de una manera lentísima. En la actualidad solamente disponemos de los resultados de tres años de estudios a gran escala. Tres años para juzgar que una vacuna protege contra ciertos cánceres de cuello que tardan decenios en aparecer, ¡esto es ridículo!

LOS MÉDICOS DE TODO EL MUNDO PIDEN MORATORIAS

En Alemania, trece médicos y científicos de renombre solicitan que se detengan la desinformación y la vacunación en masa. En su número de junio de 2007, la revista *Arznei-Telegram*, la mejor fuente europea de información médica independiente de la industria farmacéutica, analizaba en detalle los resultados publicados por el laboratorio sobre el Gardasil® (que constituyen la base de los artículos aparecidos en la prensa generalista alemana) y llegaba a la conclusión de que no está fundamentada la prescripción de esta vacuna.

En Australia, donde unos 2,2 millones de chicas han recibido la inyección, un estudio a gran escala sobre las reacciones alérgicas del Gardasil® puso en evidencia una tasa de entre cinco y veinte veces más alta en relación con las alergias debidas a otras vacunas. Los resultados se publicaron en un artículo del *Journal de l'association canadienne de médicine*.[40]

Algunos médicos han pedido que se haga una «importante revisión» del Gardasil® después de los tres casos de pancreatitis que aparecieron inmediatamente después de la vacunación. La Agencia para los Bienes Terapéuticos (TGA, por sus siglas en inglés) investiga esto para establecer si existe algún enlace entre la vacunación y esas incidencias, ya que ha recibido más de un millar de informes sobre efectos secundarios. El *Medical Journal of Australia* menciona esta petición de revisión en su artículo «Inyección contra el cáncer ligada a enfermedades del páncreas». Sin embargo, el doctor Rohan Hammett, de la TGA, especificó que «la tasa actual de reacciones indeseables está conforme a lo que se espera de una vacuna». Esto es una buena confirmación de que todas las vacunas tienen reacciones indeseables. Así pues, hay pocos motivos para que triunfen estas investigaciones, ya que en ese país la medicina convencional protege a la vacuna y se fía de las declaraciones de los fabricantes.

En Noruega, Charlotte J. Haug, redactora jefe del *Journal of the Norwegian Medical Association*, publicó un artículo editorial sobre la utilidad del Garbasil® e hizo un llamamiento a la prudencia. Temía que favoreciera los cánceres de cuello de útero.[41]

En Suiza, los médicos del Grupo de Reflexión sobre las Vacunaciones, fundado en 1987 tras el lanzamiento de la primera campaña de vacunación SPR,* con la intención de «difundir una información matizada, crítica e independiente sobre las vacunas», protestaron contra la generalizada precipitación en la homologación del Gardasil® y la puesta en marcha de campañas de vacunación gracias a las cifras manipuladas y a los lazos financieros de los expertos con los laboratorios. Insistieron en las incertidumbres y los riesgos de una vacuna que desaconsejaban con fuerza.

En Canadá, en un comunicado de prensa del 9 de septiembre de 2008, la Federación Interprofesional de Sanidad de Quebec (FISQ) denunció la precipitada campaña de vacunación masiva de las jóvenes con el Gardasil®. La FISQ criticó la necesidad de una campaña así, ante la ausencia de cualquier epidemia que la justificase, y denunció las incertidumbres científicas que rodean a la vacuna. Les preocupaban sus «peligros potenciales» y sus «efectos negativos».

En febrero de 2007, el Comité Consultivo Nacional para la Inmunización de Canadá recomendaba que los 5 millones de niñas y jóvenes de edades comprendidas entre los

* Triple vírica contra el sarampión, las paperas y la rubeola.

nueve y los veintiséis años pudieran vacunarse contra el VPH. Al mes siguiente, el gobierno federal creaba una partida de 300 millones de dólares para que las provincias pusieran en marcha programas de vacunación «destinados a prevenir el cáncer de cuello de útero».

La doctora Abby Lippman, epidemióloga de la Universidad McGill de Montreal, denunció la rapidez con la que había actuado el gobierno federal. El anuncio del ministro de Hacienda, Jim Flaherty, se produjo ocho meses después de la homologación de la vacuna Gardasil® en julio de 2006 por la sanidad canadiense. Algo jamás visto desde 1955, cuando el gobierno financió la vacunación masiva contra la polio. «Al contrario que con la polio, no hay ninguna epidemia de cáncer de cuello de útero, ni tampoco una crisis, ni siquiera problema mayor alguno que justifique el sentimiento de urgencia provocado por el anuncio del ministro», subrayó la doctora Lippman, que hace recordar que el cáncer de cuello de útero está situado en la decimotercera posición de los cánceres mortales que afectan a los canadienses –o sea, aproximadamente 400 muertes al año–, «que es relativamente poco». La doctora añade que se sobrestiman los riesgos del cáncer relacionados con el VPH, que nadie puede afirmar que la niña vacunada a los doce años estará protegida aún cuando llegue a la universidad y que Canadá se va a gastar 300 millones de dólares en este programa. Esta especialista de la salud de las mujeres juzga que las autoridades públicas y médicas deben tomarse un tiempo de espera para tener una visión global sobre el asunto: «Actualmente hay más preguntas que respuestas sobre este tema, lo que debería instigarnos a ser más prudentes todavía».

En el Reino Unido el silencio sobre los riesgos de la vacuna es tan ensordecedor como en Francia, pero el 14 de diciembre de 2008 el *Sunday Times* publicó que treinta minutos después de haber recibido el Cervarix®, una chica de doce años que estaba en perfecto estado de salud, Ashleigh Cave, se sintió muy mal y posteriormente su estado se agravó durante los dos días siguientes. Se la hospitalizó en Camberley, en el condado de Surrey, donde los médicos le diagnosticaron una mialgia generalizada «debida probablemente a una vacunación reciente». Una semana después, la admitieron en el hospital Frimley Park (un centro hospitalario de gran prestigio), ya que toda la parte inferior de su cuerpo estaba paralizada. Los médicos que la cuidaban se negaron a admitir la responsabilidad de la vacuna, y GlaxoSmithKline confirmó también que su caso «no podía tener relación con la vacuna». Lo dudamos mucho.

CUANDO LOS POLÍTICOS SE VUELVEN ESCÉPTICOS

En Bélgica, Catherine Fonck, ministra de Sanidad de la comunidad francófona, apoyó el Gardasil® e incluso se dirigió directamente por carta en febrero de 2008 a las jóvenes de edades comprendidas entre los doce y los quince años para «animarlas» a que se vacunasen, lo que provocó numerosas críticas. No obstante, después de la aparición de un dosier dedicado a esta vacuna en el semanario belga *Le Vif-L'Express* y de las revelaciones hechas por el semanario *Knack*, la doctora Fonck dio un giro espectacular al declarar en el diario *Le Soir* del 8 de diciembre de 2008 que se opondría en la siguiente reunión ministerial a la decisión de exigir la vacunación con Gardasil® o con Cervarix® a las escolares belgas. En este momento insiste en el diagnóstico y se opone a la vacunación sistemática, porque existe «demasiada incertidumbre tanto sobre la utilidad como sobre la seguridad del Gardasil®». Esta reacción tan sana de un personaje público muestra hasta qué punto están poco informados los políticos, que repiten como papagayos lo que les dicen los portavoces de los laboratorios.

Por el contrario, Laurette Onkelinx, ministra federal belga de Sanidad, declaró que «no había nada que hiciera dudar de la integridad de los expertos» que emitieron las recomendaciones relativas al Gardasil® y al Cervarix®, aunque «4 de los 5 miembros del grupo de trabajo que preparó el dictamen del CSS sobre el Gardasil® fueron consejeros o investigadores remunerados de GlaxoSmithKline (GSK), o de Sanofi-Pasteur MSD». Todos estos miembros firmaron la declaración de conflicto de intereses exigida por el CSS, pero afirmaron que «podían actuar con toda independencia en este asunto». De modo que, en el marco del plan contra el cáncer que se presentó al público en marzo de 2008, decidió por su propia autoridad que esta vacuna sería pagada por el erario público también en adelante para las chicas de entre quince y dieciocho años. Como si eso no fuera suficiente, amplió la edad de administración de estas vacunas hasta los diecinueve años, ¡tras la publicación de los artículos irrefutables de *Knack* y de *Le Vif* sobre el asunto! Eso no tiene nada de sorprendente, porque cuando ella era presidente de la Comunidad Francesa encargada de los asuntos sanitarios, concedió primas a los poderes organizadores y a los médicos de los colegios, primas que aumentaban según el número de dosis de vacunas HB (hepatitis B) y de SPR (triple vírica) que se inyectaban a los niños.

En los Países Bajos, el Centro Médico Erasmus –centro hospitalario universitario de Rotterdam– publicó un artículo en la *Nederlands tijdschrift voor geneeskunde* que rebate la utilidad de las vacunas Gardasil® y Cervarix® en el programa nacional holandés de vacunaciones. Un escándalo relativo a estas vacunas ya había estremecido a este país en octubre de 2008. Tuvieron lugar registros en las sedes de Sanofi-Pasteur MSD y de GSK, en el marco de una investigación llevada a cabo por la Inspección de Asuntos Sanitarios. La doctora Agnes Kant, médico epidemióloga, nueva presidente del Partido Socialista holandés, pidió un debate parlamentario sobre el marketing agresivo de la industria farmacéutica y su influencia en las decisiones sanitarias. Condenó abiertamente a ciertos miembros del Comité Asesor de Sanidad, que aconseja al ministerio sobre asuntos de salud pública y que recomendó un programa generalizado de vacunaciones. Pues bien, resulta que varios miembros de este comité son asesores de las empresas farmacéuticas, y han recibido de ellas financiación u otras formas de pago.

Durante el registro de Sanofi-Pasteur MSD y de GSK, la Inspección de Asuntos Sanitarios requisó documentos internos, correos electrónicos intercambiados entre las empresas y los médicos, documentos sobre estrategias de marketing, contratos con médicos y científicos y sobre todo instrucciones dadas por ambas compañías a los visitadores médicos sobre la manera de presentar más favorablemente las dos vacunas. El programa *Zembla*, emitido por la cadena de televisión holandesa *Vara*, reveló numerosos detalles sobre los conflictos de interés que tenían varios miembros del Comité Asesor de Salud, que dio una opinión favorable a la vacunación. De esos miembros, el profesor C. Meijer participa en todos los grandes congresos y conferencias europeos financiados por GSK o por Sanofi-Pasteur MSD. Para sufragar sus investigaciones sobre la vacuna, Meijer recibió 250.000 euros de GSK, que comercializa el Cervarix®, y se cuidó mucho de mencionar los lazos financieros que, evidentemente, lo habrían excluido del voto en el Comité. Justificó su silencio con el pretexto de que ser asesor de una empresa no cambia nada en la práctica y no influye en sus decisiones. Nadie podría admitir una afirmación tan absurda de una persona que ha trabajado más de diez años con la vacuna por cuenta de GSK.

Por su parte, el doctor W. Quint, que trabaja en una sociedad de investigaciones médicas bajo contrato con varias empresas farmacéuticas, entre ellas GSK, eligió otra táctica de defensa. Confiesa que mencionó sus conflictos de interés al Comité, que, sin embargo, no lo descartó. Eso parece algo normal, ya que el profesor J. van der Noordaa, presidente del Comité, considera que los lazos entre los miembros del Comité y la industria farmacéutica no influyen sobre las decisiones: «Sé que la integridad científica de todas estas personas está intacta. Ninguno de los miembros de este ha dado pruebas de la menor parcialidad». Eso solo se lo cree él.

Después de esta declaración, la campaña publicitaria no se reservó solamente a los médicos, sino también al gran público, con el fin de que la presión de los ciudadanos, alarmados por la amenaza del cáncer de cuello de útero, instigase al Ministerio de Sanidad a que se impusiese un programa de vacunación muy rápidamente. Para esto, la publicidad no se basó en datos científicos, sino que se fundamentó únicamente en la emoción que se alzó por el bombardeo de programas de máxima audiencia y por las revistas de salud de gran reputación.

Siguiendo en los Países Bajos, el Partido Socialista considera que esta situación es inaceptable y reclama que se realice una vigilancia muy estricta de esta clase de publicidad por medio de la Inspección de Asuntos Sanitarios, en lugar de dejarla en manos de la industria, que, por otra parte, es lo que se hace en todos lados.

En Austria, después de la crisis que se desencadenó tras la muerte de una joven vacunada con Gardasil®, la ministra de Sanidad, Andrea Kdolsky, decidió que no solamente ya no se iba a pagar el coste de esta vacuna, sino que tampoco iba a incluirla en el calendario de vacunaciones, sin por ello retirarla del mercado. No se trata de una moratoria, sino de una decisión final, como aclaraba el diario *Der Standard*. Las filtraciones de su entorno, recogidas por el *Österreich 24* del 23 de enero de 2009, sugieren que desde el principio Kdolsky era escéptica respecto a la recomendación de una vacunación generalizada, porque la vacuna no protege contra todas las cepas del VPH de alto riesgo cancerígeno y porque podría desincentivar a las mujeres a revisarse regularmente.

Ya en mayo de 2007, la ministra de Sanidad se había encargado ella misma de explicar que no se trataba en ningún caso de una vacuna contra el cáncer de cuello de útero. En un comunicado de prensa que aparece en el sitio web del ministerio, Kdolsky lamenta «el comunicado destinado a conducir a error sobre los efectos de la vacuna anti-VPH», recogido incluso por los políticos, con consecuencias «peligrosas y muy preocupantes». En resumen, considera que «la vida y la salud de la población austríaca son asuntos demasiado importantes para que se consienta que los políticos lancen reivindicaciones populistas (como la necesidad de una vacunación con Gardasil®) con fines exclusivamente políticos y muy mezquinos».

EL PODER DEL *LOBBY* DE LAS VACUNAS EN LA POLÍTICA

En los Estados Unidos, centenares de médicos fueron reclutados y luego llevados a dar conferencias –pagadas a 4.500 dólares cada una– sobre el Gardasil® y se acosó a los políticos para que legislasen contra el virus del papiloma, que se había convertido de pronto en un asesino temible. «Existe una presión increíble por parte de la industria y de los políticos», afirma el doctor Jon Abramson, catedrático de pediatría de la Universidad Wake Forest, antiguo presidente del comité de los CDC que recomendó que se vacunase a todas las niñas de once y doce años. Incluso Diana Harper, catedrática de la Facultad de Medicina de la Universidad de Dartmouth, en el estado de New Hampshire, pide prudencia, ya que dirigió los dos estudios más importantes hechos sobre la vacuna: «Vacunamos contra un virus que ataca a las mujeres a lo largo de toda su vida. Cuando vacunamos a las niñas de diez y once años, nos quedamos sin saber durante veinte o veinticinco años si la vacuna funciona o no. Eso es algo importante que debemos tener en consideración», declaró a *The Guardian*.

El 19 de agosto de 2008, el *New York Times* publicó un artículo sobre los conflictos de interés que empañan al Gardasil® y al Cervarix®, y sobre la colosal red de dependencias financieras, políticas y médicas con Merck y GSK. «En dos años, el cáncer de cuello de útero ha pasado de ser un asesino desconocido, que atacaba sobre todo a los países pobres, a ser la enfermedad principal de los países occidentales», aseguraba. El diario mencionaba que se había vacunado ya a decenas de millones de niñas en los Estados Unidos y en Europa, que la vacunación gratuita con el Gardasil® para las niñas pobres menores de dieciocho años le iba a costar más de 1.000 millones de dólares al gobierno de los Estados Unidos, que esta vacunación sería obligatoria en veinticuatro de los cincuenta estados y que los servicios de sanidad del Reino Unido propondrían que se vacunase con Cervarix®, de GlaxoSmithKline, a todas las niñas de doce años. «La transición, tan rápida como el rayo, entre esta nueva vacuna y la obligación de someterse a ella representaba el triunfo de lo que los fabricantes llaman "educación" y los críticos "marketing"».

En Francia, Xavier Bertrand hizo todo lo posible para ayudar a la promoción de esta vacuna, porque la consideraba «un avance importante de la salud pública».[42] Antes de dejar su cargo en el Ministerio de Sanidad, declaró ante la Asamblea Nacional que él no había querido perder tiempo esperando a que la Alta Autoridad de Salud Pública (HAS, por sus siglas en francés) emitiese su dictamen. ¿Por qué tenía tanta prisa? En abril de 2007, aunque la HAS emitió un dictamen favorable a esta vacuna, admitió que, en el estado actual del dosier, su eficacia no se había establecido más allá de los cinco años. Sin embargo, esta vacuna, que cuesta casi 450 euros por las tres inyecciones, más las consultas médicas, se reembolsa al 65%. La cifra de negocio que se desprende de eso representa unos beneficios estupendos para Merck y Sanofi-Aventis, porque cada año hay 370.000 francesas que cumplen catorce años.

Aquí nadie ha vuelto a hablar de las dos jóvenes europeas fallecidas. Una de ellas tenía veintidós años y murió dos días después de haber recibido esta vacuna, y la otra, de once años de edad, tres días después de que la vacunasen. El médico del hospital que informó de este segundo caso indicó que, para él, la muerte «se debía a una reacción anafiláctica al Gardasil®», que había provocado una parada cardíaca; pero la Agencia Europea de los Medicamentos (EMEA, por sus siglas en inglés), que no guardó este dictamen ni estableció relación de causa-efecto entre la vacuna y esta muerte, consideró que el interés de la vacunación con Gardasil® sigue siendo superior a sus riesgos. La Agencia ha tomado buena nota de algunos casos de enfermedades autoinmunes, pero «a menudo mal documentados», cuyo lazo de causalidad no pudo establecerse y cuyo número «sigue siendo inferior al número que se esperaba en ausencia de la vacunación».

Sea como fuere, la muerte repentina de dos jóvenes que disfrutaban de buena salud inmediatamente después de una vacunación, de una manera tan sospechosa que se alertaron las autoridades sanitarias, habría debido provocar una investigación rigurosa. Además, la AFSSAPS ocultó completamente que además de estos dos casos tan sospechosos de muerte «súbita e inexplicable», hay otras mujeres «previamente vacunadas con Gardasil®» que han muerto, como indicó la EMEA es su propio comunicado.

En el transcurso de la década de 1990, la AFSSAPS retiró del mercado una vacuna contra la enfermedad de Carré (moquillo), que afecta a los perros, porque los veterinarios les habían notificado la muerte de un cachorro. ¿Cuántas muertes de seres humanos harían falta para conseguir una suspensión así? En cuanto a Sanofi-Pasteur MSD, que comercializa la vacuna en Francia, su director de comunicaciones respondió a *Backchich-Info* el lunes, 28 de enero de 2009: «No tenemos nada que añadir a los comunicados de las agencias. No tenemos ninguna razón para creer que las dos muertes, en Alemania y Austria, estén relacionadas con la vacunación. Puede tratarse aquí sencillamente de una desafortunada coincidencia de acontecimientos». Eso es evidente; las que jalonan la historia de las vacunas no son más que «coincidencias» desafortunadas.

Así pues, Francia se gastó millones para la prevención incierta de un peligro que prácticamente no existe, por medio de una vacuna que presenta peligros que sí existen. Jugamos la partida refiriéndonos al estudio EDiTH III, publicado en la revista *Gynecologic Oncology*.[43] Este estudio sirve de referencia para demostrar la utilidad de la vacuna, pero en él no se encuentra ni una sola línea sobre las relaciones de interés que unen a más de la mitad de quienes firman el estudio con el laboratorio que comercializa el Gardasil®. Es bien sabido que los franceses son unos privilegiados y que están protegidos –lo mismo que estuvieron protegidos de la nube de Chernobyl–, y todo porque las autoridades sanitarias no tienen en cuenta los efectos graves no deseados.

LOS GRAVES EFECTOS SECUNDARIOS

La agencia gubernamental estadounidense Judicial Watch, el Centro Nacional para la Información sobre las Vacunas (NVIC, por sus siglas en inglés) y la cadena CNN revelaron en 2008 más de 10.000 efectos secundarios graves y

27 muertes, debidos todos a esta vacuna. En febrero de 2009 ya se contabilizaban 28 fallecimientos:

> Entre las 77 mujeres que recibieron la vacuna estando embarazadas, 33 padecieron efectos no deseados que fueron desde el aborto espontáneo hasta anomalías fetales. Se siguen recibiendo informes de otros efectos secundarios graves, como la parálisis, la parálisis facial periférica de Bell, el síndrome de Guillain-Barré y otras enfermedades autoinmunes.

Actualmente, según el VAERS, el número de incidentes habría llegado a la cifra de 15.440, y las muertes a 43. Si nos remitimos al hecho de que se admite que solamente se le informa al VAERS entre el 1 y el 10% de los casos, podemos pensar que los incidentes se elevan como mínimo a 154.400 y las muertes, a 430. Son muchos los que consideran que aún hay que multiplicar estas cifras por diez.

La agencia Judicial Watch elevó quejas contra la FDA y solicitó el acceso a la correspondencia entre esta y Merck respecto a esta vacuna, así como las comunicaciones entre la FDA y GlaxoSmithKline, aunque el laboratorio trabajaba aún en una vacuna parecida al Garbasil®, el Cervarix®. Cuando esta organización recibió los primeros informes, declaró que eran un «catálogo de horrores». En los Estados Unidos, la Asociación Médica de Texas, la Academia Pediátrica, la Asociación de Médicos y Cirujanos y la Academia de Medicina Medioambiental han abandonado toda publicidad relativa a esta vacuna.

LOS OTROS EFECTOS SECUNDARIOS

Se recogen igualmente trombosis, paradas cardíacas, parálisis que pueden ser irreversibles, problemas cutáneos, migrañas incapacitantes, inflamaciones de la pelvis con dolores abdominales violentos, alteraciones del ciclo menstrual con desaparición o disminución del flujo periódico, problemas visuales, epilepsias y abortos espontáneos, sin contar el riesgo de enfermedad autoinmune ¡que puede aparecer varios años después de la vacuna!

En cuanto al Cervarix®, el diario *UK Mail online* del 15 de abril de 2009 nos indicaba que la Agencia Reguladora de los Medicamentos y la Atención Sanitaria, equivalente inglesa del VAERS, recibió 1.340 informes de médicos en relación con el Cervarix®, utilizado en el Reino Unido desde 2008. En esos informes se encontraba el mismo porcentaje de efectos secundarios graves que en los Estados Unidos.

LA NATURALEZA DE LAS VACUNAS EXPLICA LOS EFECTOS NO DESEADOS

Teniendo en cuenta la composición de estas dos vacunas, es «normal» que estén ligadas a la existencia de riesgos serios. De hecho, las dos son vacunas transgénicas, es decir, se han elaborado con la técnica de los OMG (organismos modificados genéticamente). Por otra parte, las dos llevan aluminio, que es muy conocido por sus efectos nocivos en el cerebro y sobre la miofascitis de macrófagos.

UN VERDADERO VENENO

El Gardasil® contiene 225 μg de aluminio, así como polisorbato 80, que vuelve estériles a los ratones y del que se sospecha que es carcinógeno y mutágeno. Tiene también borato sódico, que ya no se utiliza en los preparados medicinales porque se lo considera un veneno. Desde el 6 de noviembre de 2008, los embalajes de borato sódico deben llevar el logotipo de la calavera con las dos indicaciones siguientes: «R60 (puede alterar la fertilidad)» y «R61 (riesgo durante el embarazo de efectos nefastos para el feto)». En el curso de los estudios clínicos previos a su puesta en el mercado, cinco mujeres que quedaron embarazadas treinta días después de su vacunación tuvieron bebés anormales (dictamen del CTV y del CSHPF relativo a la vacunación contra los virus del papiloma humano, sesión del 9 de marzo de 2007). En consecuencia, es interesante notar que jóvenes vacunadas con el Gardasil® manifestaron síntomas semejantes a los que aparecen en caso de envenenamiento con borato sódico. Así pues, para ajustarse a lo establecido legalmente, los lotes de vacunas deberían llevar una calavera en sus paquetes, lo que no es el caso.

El Cervarix® contiene 500 μg de aluminio, pero, como si esta enorme dosis no fuera suficiente, contiene también otro adyuvante, el AS04, compuesto de sales de aluminio (¡otra vez el aluminio!) y de MPL (monofosforil lípido A), un estimulante inmunitario con un papel importante en la persistencia de las tasas de anticuerpos tras la vacunación. Según GlaxoSmithKline, esta mezcla proporciona una producción de anticuerpos posvacuna muy superior a la que daría la misma vacuna si contuviera únicamente los 500 μg de aluminio; pero el fabricante se guarda muy mucho de hablar de su potencial de inducción de enfermedades autoinmunes.

En cuanto a las proteínas que llevan estas dos vacunas, el Gardasil® se limita a células de levadura de cerveza, mientras que el Cervarix® utiliza células de *Trichoplusia*, un insecto destructor cuyo objetivo primero es la col, y un baculovirus como agente. Tanto si están vivos como muertos estos baculovirus, siempre existe el riesgo de que se reactiven y se combinen con virus inofensivos presentes en el organismo del receptor. Y ninguno de nuestros aprendices de brujo se pregunta qué pasaría si ese tipo de baculovirus se escapase de los laboratorios y se difundiese por la naturaleza. Si fuera ese el caso, los insectos que destruyen las coles podrían infectarse por este virus, que produce proteínas de virus del papiloma anormalmente, y a su vez fabricar esas proteínas en las coles que se destinarán a nuestra alimentación. Así pues, teniendo en cuenta que el cáncer de cuello de útero es responsable del 1% de las muertes por cáncer en las mujeres, ¿es razonable vacunar a las niñas pequeñas, que están lejos de haber alcanzado la edad para tener relaciones sexuales, con una vacuna cuya seguridad y eficacia son muy discutibles?

ENORMES INTERESES FINANCIEROS QUE LO EXPLICAN TODO

Tras su introducción en el mercado en 2006, se han vendido 13 millones de dosis en todo el mundo. En diecinueve países europeos es el grupo franco-alemán Sanofi-Aventis el que comercializa el Gardasil® con Merck, por medio de la filial común Sanofi-Pasteur MSD. Tras la decisión del Ministerio de Sanidad de inscribir al Gardasil® en la lista de productos reembolsables en julio de 2007, el abismal déficit de la Seguridad Social no ha mejorado, ya que las cifras de julio de 2008 mostraban que esta vacuna había costado ya 28 millones de euros y continuaba su marcha ejemplar, que Xavier Bertrand, cuando todavía era ministro de Sanidad, calificó de «avance importante de la salud pública».

En los Estados Unidos, el Gardasil® lo comercializa Merck, que espera conseguir al menos 2.000 millones de dólares con las ventas, sobre todo si se hace obligatorio para admitir a todos los niños en las escuelas, como se debate con fuerza. Merck tiene mucha necesidad de esta suma para hacer frente a los numerosos procesos judiciales iniciados contra otro producto suyo, el Vioxx®, y compensar de ese modo las pérdidas debidas a ese medicamento, al que también calificaron de «notable» antes de ser retirado de la venta porque los millares de muertes que causó no podían ocultarse. El laboratorio financió una campaña de promoción muy agresiva, con la ayuda de los *lobbies* y de una organización admitida por el gobierno, Women in Government, un grupo de mujeres legisladoras. Con el fin de promocionar la vacunación en los campus universitarios, Merck financió la Asociación Americana para la Salud en la Universidad, que recomienda en este momento la vacunación de todas las estudiantes, incluidas las que ya han sido atacadas por el VPH. Hay numerosas asociaciones que se benefician también de las ayudas del laboratorio.

Por cierto, el 80% de los estados han solicitado que las instancias oficiales de salud exijan esta vacuna para poder entrar en la escuela, y una veintena de ellos estudian las modalidades de esta obligación. Texas ha ido todavía más lejos. El 2 de febrero de 2007, Rick Perry, su gobernador republicano, dio la orden de vacunar en su estado a todas las niñas de más de once años, a despecho de las leyes texanas, de los derechos de los padres y de la ética que tiene que ver con una enfermedad transmisible solamente por medio de las relaciones sexuales. La agencia Associated Press indicó que uno de los tres agentes del *lobby* del laboratorio es Mike Toomey, exjefe del equipo de Perry, dirigido actualmente por la republicana Dianne White Delisi, que también es la responsable de Women in Government. Dicho de otra manera, el antiguo colaborador del gobernador trabaja ahora para Merck, la empresa farmacéutica que financió la campaña del gobernador, el cual ha aprovechado sus poderes dictatoriales para exigir, sin debate público alguno, la vacunación masiva de niñas muy pequeñas con un producto que le generará a Merck decenas de millones de dólares. Las empresas farmacéuticas son expertas en disfrazar sus beneficios como iniciativas altruistas de salud pública. Es probable que muy poca gente se dé cuenta de que Merck ganará sumas escandalosas gracias a estos chanchullos. En resumen, Merck entregó 6.000 dólares –una gota de agua para este laboratorio– al gobernador Perry para su campaña de reelección, pero cuenta con recolectar aproximadamente 1.000 millones de dólares por año solo con las ventas en los Estados Unidos. La inversión valió la pena.

Lo que ocurre en Texas en este momento es una forma de tiranía médica, y solamente es el principio de una batalla monumental entre los derechos de los ciudadanos y el control ejercido por el Estado. Pero a pesar de sus esfuerzos y de la ayuda de los funcionarios federales, Merck no ha conseguido imponer su vacuna Gardasil® a todas las chicas de entre nueve y veintiséis años. Cuando los servicios sanitarios estadounidenses se negaron a ampliar la comercialización del Gardasil® a las mujeres de entre veintiséis y cuarenta y cinco años, el laboratorio se encontró bajo el fuego cruzado de numerosos periodistas y médicos que criticaron sus afirmaciones, lo poco serio de sus estudios y su falta de perspectiva para asegurar que la vacuna evitaría cientos de cánceres de cuello de útero. La imagen del laboratorio en los Estados Unidos ha sufrido un golpe serio, así como la de ciertos políticos como Rick Perry, que fue atacado por sus propios partidarios y reprobado por los funcionarios federales, con lo que tuvo que abandonar el proyecto.

Asimismo, rehusando confesarse vencido mientras GlaxoSmithKline ponía en marcha el Cervarix®, la vacuna rival del Gardasil®, Merck consideró que era hora de defender su porción de un mercado jugoso y de volver a tomar el toro por los cuernos, pero de una manera más encubierta. Así que en lugar de utilizar argumentos científicos improcedentes, o una publicidad descarada que sorprendiese a médicos y pacientes, el laboratorio encontró una manera más sutil, pero quizá más eficaz: convencer a los espectadores de los cines. Durante todo el mes de junio de 2008 lanzó una gran campaña publicitaria en veintiséis salas de cine de todo el país. Comenzó con la película *Sexo en Nueva York*, nacida de la célebre serie de televisión del mismo título. Antes de ver la película, los espectadores eran sometidos a una avalancha de informaciones sesgadas. La campaña se dirigía a las mujeres de entre diecinueve y veintiséis años, pero Merck también esperaba alcanzar a un público más joven y no ocultó que cuenta con ensayar igualmente su vacuna en los niños y en los jóvenes, que pueden ser también portadores del virus VPH. Esa es la razón de que la publicidad precediera también a películas como *El increíble Hulk* y otras del mismo género para adolescentes. Así fue como la vacuna Gardasil® pudo venderse en los cines al igual que las bebidas gaseosas edulcoradas y las palomitas de maíz. ¿Cómo se atreven a calificar esto como «ciencia» o «medicina»? ¿Cómo pueden tener confianza todavía los pacientes en la industria farmacéutica?

Abro un paréntesis aquí para indicar que también en Francia se utilizan medios publicitarios igualmente reprobables. De esta manera, la Agrupación Regional de Salud Pública de Aquitania (GRSP, por sus siglas en francés) difunde una canción rap en Internet. Esta es su letra:

> He oído a muchos pasar de vacunas,
> dicen que los médicos roban fortunas.
> Se ríen de Pasteur y de los grandes avances,
> pero juntos a los virus daremos alcance.
> Recuerda que si un día la cabeza se te va
> hay gente que un camino adelante te abrirá
> y para llegar, los doctores debes evitar,
> por eso la vacuna es un medio radical.
> Sed responsables, tíos, id a lo seguro,
> porque de la nada no se hace el futuro.
> La vacuna es un arma, ¿quieres ser de mi armada,
> o quieres ser uno más de los desarmados?
> Ya estás avisado, la GRSP te ha informado.

Cuando la canción llega al final, hay una voz que añade: «Ya lo habéis comprendido: id a vacunaros. Esto es un mensaje de la Agrupación Regional de Salud Pública». En principio, el rap es contestatario. ¿Es acaso que los que están a favor de la vacunación –que son una gran mayoría de los franceses y se sitúan más bien del lado del pensamiento consensuado– van a situarse de repente entre las minorías rebeldes?

Volvamos al Gardasil®. Desde el 1 de julio de 2008 una nueva disposición de los Servicios de Inmigración y Nacionalización de los Estados Unidos impone que toda niña o joven de entre los once y los veintiséis años inmigrante candidata a la residencia permanente en el país, aporte pruebas de su vacunación con esta vacuna, sin contar la larga lista de otras más que se han añadido recientemente. Por fortuna, a finales del año 2008, la FDA rechazó por segunda vez la ampliación para recetar el Gardasil® a las mujeres de entre veintisiete y cuarenta y cinco años. ¿Podría actuar de otra manera cuando los documentos que se le suministraron mostraban un riesgo muy superior de lesiones precancerosas medias, graves o incluso peores en las mujeres que ya habían entrado en contacto con los genotipos VPH 16 y 18 antes de la vacunación? Estos documentos muestran un riesgo cuantificado del 44,6% de lesiones precancerosas suplementarias en comparación con las mujeres del grupo placebo. A raíz de ello, la Agencia solicitó los resultados de un ensayo clínico de cuatro años de duración, pero predomina el escepticismo porque los científicos dudan que la vacuna tenga algún interés para las mujeres que puedan haber estado ya en contacto con los VPH 16 y 18. Es poco probable que las compañías de seguros cubran la vacuna, cuya relación coste-eficacia está cada vez más debatida porque Merck ha hecho también una petición para la autorización del Gardasil® para los chicos de entre nueve y veintiséis años.

Para resumir: el Gardasil® lo comercializa Sanofi-Pasteur y lo fabrica Merck, que ya fue condenado por mentiras continuadas en el asunto del Vioxx®. El laboratorio pagó 4,85 millones de dólares por los miles de procesos contra el Vioxx®, sin que haya reconocido nunca su culpabilidad. En este momento debe hacer frente también a los procesos iniciados en Australia.

EL GRAN DESPILFARRO

Si bien la vacuna anti-VPH produce millones a sus fabricantes, le cuesta muy cara a la sociedad. El ejemplo de España es muy elocuente. Recordad al profesor Álvarez-Dardet, que pidió una moratoria sobre el Gardasil®. Los acontecimientos le dieron la razón, ya que el 14 de febrero de 2009 las autoridades sanitarias españolas retiraron del mercado 75.582 dosis de Gardasil® tras la hospitalización urgente en cuidados intensivos de dos adolescentes que acababan de vacunarse en la región de Valencia. Después de tener conocimiento de estos dos casos y de su posible relación con la vacuna, el ministerio español de Sanidad ordenó la retirada de todas las vacunas del mismo lote. Esta retirada debería costar 211 millones de euros, que ciertamente no pagará el laboratorio, sino que lo hará el gobierno, es decir, los ciudadanos.

En Francia, Jean-Marie Mora, presidente de la Liga para la libertad de las vacunaciones, hizo el cálculo de la relación riesgo-beneficio contentándose con recoger las cifras oficiales:

> Cada año nacen un poco más de 400.000 niñas, objetivos posibles de esta vacuna. Sin embargo, según tres estudios realizados en Reims, Amiens y Besançon, la distribución del

> VPH de alto riesgo interesa al 14 o 15% de la población, o sea, a 60.000 mujeres. Entre estas últimas, el 2 o el 3% son portadoras de los virus VPH 16 y 18, que predisponen al cáncer de cuello de útero y que están presentes en esta vacuna, o sea, 1.800 mujeres. En el 90% de los casos estos virus se eliminan de forma natural en un año, más o menos. Así pues, solo quedan 180 mujeres interesadas, que únicamente estarán protegidas contra el 70% de los virus de alto riesgo, o sea, 144 mujeres.

Por otra parte, Mora aclara que los resultados de los estudios se interesan en la presencia de anticuerpos y no en la ausencia del cáncer, porque no sabremos nada antes de al menos veinte o treinta años, y por ahora solamente contamos con seis años de perspectiva. A instancias de *The Guardian* de mayo de 2007, concluye: «Somos conejillos de indias en una campaña de vacunación a gran escala». Luego plantea la pregunta: «¿Qué mujeres de África o de Asia podrán pagarse una vacuna cuyo precio representa los ingresos de varios meses?».

EL PREMIO NOBEL DE MEDICINA LLEGA JUSTO A TIEMPO

Aunque el laboratorio Merck perdió el 27% de su cuota de mercado desde la retirada del Vioxx® y debe hacer frente a numerosísimos procesos judiciales que podrían costarle varios miles de millones de dólares, el Gardasil® llegó justo a tiempo de satisfacer esta enorme pérdida de dinero. Lo mismo que llegó en el momento preciso el Premio Nobel de Medicina de 2008, concedido en Estocolmo al alemán Harald zur Hausen* por haber identificado al virus del papiloma

* Compartido con los franceses Françoise Barré-Sinoussi y Luc Montaigner.

(VPH) como la causa principal del cáncer de cuello de útero. Solo que este premio corre el riesgo de no volver a dorar los blasones de los laboratorios como estos querrían, ya que el fiscal sueco Nils-Erik Schultz ha abierto una investigación preliminar sobre la naturaleza de los diferentes lazos que existen entre el grupo farmacéutico anglo-sueco AstraZeneca y dos empresas con estrechas relaciones con la Fundación Nobel: Nobel Media AB y Nobel Web AB.

Según la radio y el periódico suecos que revelaron el asunto dos días antes de la entrega oficial de los premios, parecería que Bertil Fredholm, presidente del Comité Nobel del Instituto Karolinska que adjudica el premio de medicina, trabajó dos veces en 2006 como asesor de AstraZeneca. En lo referente a Bo Angelin, otro miembro de este comité, se sienta en el consejo de administración de AstraZeneca desde mayo de 2007. Según la página web de la revista *Scientific American*, la compañía anglo-sueca le habría transferido 30.000 dólares el año anterior. Pues bien, AstraZeneca, por intermediación de su filial Medimmune, recibe royalties de las empresas Merck Sharp & Dome por el Gardasil® y de GlaxoSmithKline por el Cervarix®, comercializados los dos a escala planetaria. La compañía recibió de esta manera 236 millones de dólares por los royalties de 2007 de parte de Merck, Sanofi-Pasteur MSD y CSL. Así pues, es de temer un conflicto de intereses, aunque Michael Sohlman, director ejecutivo de la Fundación Nobel, haya asegurado a *Le Figaro* «su confianza al 100% en la integridad de las deliberaciones del Comité Nobel de Medicina».

Ahora el fiscal Schultz estudia establecer si esos lazos pudieron tener un peso en la decisión de conceder uno de los dos Premios Nobel de Medicina de 2008 a Harald zur

Hausen* por sus investigaciones sobre el virus del papiloma y los orígenes víricos del cáncer de cuello de útero, además de las dos vacunas que se originaron directamente desde ellas. Esperemos que consiga demostrar la connivencia que se da entre una cierta parte de los investigadores y los *lobbies* farmacéuticos, y que la confianza ciega que les otorga la mayoría de los ciudadanos se tambalee. Deseemos que Schultz tenga éxito en su búsqueda de la verdad, porque un asunto así debería quebrantar por fin la confianza que existe todavía en esos poderes corruptos y sus perentorias afirmaciones.

Afortunadamente, en Francia hay cada vez más médicos que denuncian la inanidad de esta vacunación. Confiemos que consigan despertar a los poderes públicos y al Ministerio de Sanidad, pero, como los dados están cargados desde el principio, solamente podemos contar con la concienciación de los ciudadanos. Porque los niños que van a pagar los destrozos del Vioxx® sacrificando su salud con el Gardasil® nos recuerdan a los niños que antaño se inmolaban por los dioses de civilizaciones que la nuestra califica de «bárbaras». Es hora de que se acaben esas prácticas.

Según las últimas noticias, las ventas de Gardasil® habían descendido un 39%. Esta mala noticia para los laboratorios explica su tenacidad en reactivar la máquina.

Actualmente, miles y miles de mujeres jóvenes por todo el mundo son víctimas de los efectos no deseados, frecuentemente gravísimos, y algunas mueren a causa de ellos. Por el momento, el único país que informa de esos incidentes es Estados Unidos, donde existen más de 20.100 informes de

* El otro fue compartido por los científicos franceses mencionados y sus trabajos sobre el VIH.

efectos no deseados graves y 84 muertes. En Francia, el «seguimiento» de estos «medicamentos bajo observación» parece muy liviano en comparación. Cuando sabemos –y eso no lo repetiré nunca lo suficiente– que solamente entre el 1 y el 10% de los incidentes con las vacunas se registran oficialmente, uno tiene motivos para preocuparse.

Pero la lista está muy lejos de ser exhaustiva y los efectos no deseados graves se siguen notando, en especial la parálisis, la parálisis facial periférica de Bell y el síndrome de Guillain-Barré. El 26 de octubre de 2010, Marian Greene, la madre de una jovencita cuya vida quedó quebrantada por el Gardasil®, escribió al presidente Obama para informarle de los peligros de las vacunas anti-VPH Gardasil® y Cervarex®. Enumeró una lista importante de víctimas, haciendo notar que no se trataba solo de «algunos ejemplos», y citaba también a una docena de víctimas, muertas a la edad a la que realmente comienza la vida. Todas ellas gozaban de buena salud antes de la vacuna y todas ellas fallecieron por causa de una «etiología indeterminada» algunos días, a veces algunas horas e incluso algunos minutos después de la vacunación, y a todo el mundo, menos a las familias, esto le parece normal. Esta conclusión se ha convertido en una costumbre entre los «expertos». La lista de muertes se alarga todos los días, pero por ahora solo conocemos los efectos a muy corto plazo; los otros no los achacarán nunca a las vacunas, ni siquiera las familias.

Por su parte, el NVIC recibe a diario informes de padres sobre sus hijas discapacitadas por esta vacuna, cuya culpabilidad insisten en negar los médicos. Si se quieren consultar los blogs norteamericanos o australianos (estos más escasos), se pueden leer kilómetros de confesiones de madres, o de las víctimas mismas cuando se escapan de la muerte, que cuentan su calvario, la degradación de su salud, su desesperación ante tantas vidas perdidas. La televisión norteamericana difunde desde febrero de 2007 reportajes con entrevistas a las víctimas vivas del Gardasil® y fotografías de las fallecidas. Los grandes canales de televisión estadounidenses siguen produciendo programas sobre este asunto, pero siempre en vano.

En Australia algunos médicos han pedido que se haga una «revisión importante» del Gardasil® después de tres casos de pancreatitis que aparecieron inmediatamente tras la vacunación. La Oficina de Bienes Terapéuticos investiga para llegar a establecer si existe un lazo entre la vacunación y estos incidentes, ya que ha recibido más de un millar de informes sobre efectos no deseados.[44]

Hay otro asunto que debería mencionarse: en una mujer joven se desarrolló un cáncer de cuello de útero por los dos serotipos de virus de papiloma contenidos en esta vacuna quince meses después de la vacunación completa, cuando normalmente una displasia tarda unos veinte años por lo menos en evolucionar hacia un cáncer. ¿Habría acelerado la vacuna la evolución de este cáncer? En ese caso tendremos desagradables sorpresas en algunos años, pero ¿quién establecerá la relación entre la vacuna y el aumento de esta patología?

El silencio sobre este asunto es en Francia tan ensordecedor como en el Reino Unido, pero eso no sorprende, ya que la cuadruplicación de las aterosclerosis después de la vacuna contra la hepatitis B no atrajo la atención de los poderes públicos ni de la AFSSAPS, que insisten en negar los millares de incidentes y preconizan la vacunación de los lactantes con una vacuna que está bajo observación reforzada.

¿Cómo podemos creer que estos millares de casos estadounidenses sean específicos de ese país, cuando la vacuna es idéntica a la nuestra? Es exactamente el mismo problema que hay contra la vacuna de la hepatitis B, que oficialmente ha provocado decenas de miles de víctimas en los Estados Unidos y solo algunos centenares en Francia; o la vacuna SPR, que no ha tenido nunca efectos no deseados en Francia, mientras que en el Reino Unido han aparecido más de 2.000 víctimas, igual que en los Estados Unidos.

Nadie ha vuelto a hablar de las dos muertes de jóvenes en Europa –una de ellas, de veintidós años, murió dos días después de haber recibido la vacuna, y la otra, de once, tres días después de vacunarse–. El médico del hospital que informó de este último caso indicó que, para él, la muerte fue «debida a una reacción anafiláctica por el Gardasil®» que provocó una parada cardíaca. Pero la EMEA, que no conservó este dictamen y no estableció la relación causa-efecto entre la vacuna y estas muertes, considera que los beneficios del Gardasil® siguen siendo superiores a sus riesgos.

La EMEA ha tomado buena nota de algunos casos de enfermedades autoinmunes, pero «frecuentemente mal documentadas», cuyo lazo de causalidad no se pudo establecer y cuyo número «sigue siendo muy inferior al número que se esperaba en ausencia de la vacunación. ¿Qué significan entonces esos «casos inesperados»? ¿Habíamos oído hablar de esos casos antes de la aparición de las vacunas?

Cuando hayamos sustituido la polio por enfermedades iatrogénicas igual de graves, más mortales y más frecuentes, ¿qué harán la OMS y Bill Gates & Co? Porque es evidente que no habrá vacunas contra esas enfermedades.

LA VACUNA SPR

A los imbéciles les parece que este mundo es razonable porque es sabio, cuando la vida nos demuestra todos los días que hay sabios perfectamente insensatos y que la ciencia no otorga necesariamente ni el sentido común, ni la virtud.

Georges Bernanos

Es hora de hablar de la SPR (triple vírica contra el sarampión, las paperas y la rubeola), mientras los medios de comunicación intentan meternos miedo con la terrible enfermedad «en ocasiones mortal» que esta vacuna se supone que evitaba: la rubeola. Esta es una de las vacunas que más desinformación, y sobre todo más publicidad, han provocado, porque se mezclan a propósito los casos de rubeola que se producen en África, donde los niños mueren de hambre y de falta de higiene, con los casos en Francia, que hasta la aparición de la vacuna preocupaban muy poco al mundo médico. En 1998, cuando la población francesa estaba muy poco vacunada, el Instituto de Vigilancia Sanitaria informaba de entre 15 y 30 muertes al año debidas a la rubeola. Por lo demás, podemos apreciar la precisión de las cifras: de simple a doble. En los años 2006 y 2007 se registraron unos 40 casos. Curiosamente, las autoridades afirman que se ha «atajado» esta enfermedad gracias a la vacuna.

EL SARAMPIÓN, UNA ENFERMEDAD QUE DESAPARECE DE FORMA NATURAL

En 1958, en los Estados Unidos se catalogaban cerca de 800.000 casos de sarampión, pero en 1962, un año antes de la introducción de la vacuna, esa cifra cayó bruscamente a 3.000. Durante los cuatro años siguientes la cifra siguió bajando, por lo que, en consecuencia, se consideró que las vacunas administradas durante ese período eran perfectamente inútiles, hasta el punto de que se abandonaron.[45] La tasa de mortalidad debida al sarampión, tras algunos picos que corresponden con los períodos de guerra o de crisis económica, estaba en franca disminución antes de la introducción de las vacunas (ver el esquema de la página siguiente).

En Francia, Michel Georget, catedrático adjunto de biología, analizó la situación: «Entre 1906 y 1983, año del lanzamiento de la campaña de vacunación, el número de muertos debidos al sarampión pasó de 3.754 a 20, o sea, una disminución del 99,5%, a pesar de un aumento paralelo de la población del 33% (*Anuario estadístico de Francia*). ¿Qué interés había en vacunar a toda la población infantil?».[46] De manera que los casos de sarampión disminuyeron de forma espectacular sin vacunación alguna, pero, como se comenzó a vacunar en esa época, el público y los poderes llamados de salud, que estaban muy influenciados por todas las publicaciones «científicas» patrocinadas por los laboratorios, atribuyeron esta mejora a la vacuna. La mortalidad por sarampión había disminuido igualmente en un 97% en Gran Bretaña antes de la introducción de la vacuna.

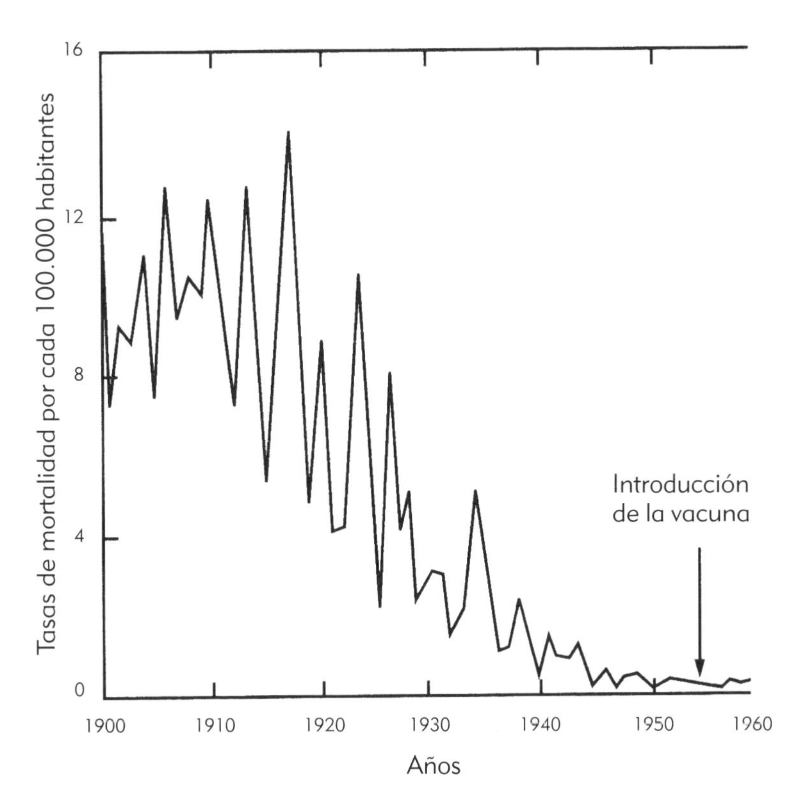

Tasas de mortalidad por sarampión en los Estados Unidos: cómputo de muertes (1900-1932 y 1933-1960)

En cuanto a lo que se refiere a la gravedad de esta «enfermedad a menudo mortal», se podía leer en 1976 en *Le Concours Médical* (revista de la que no podemos sospechar que forme parte de una «liga antivacunas», o de una «secta»): «El sarampión, una de las llamadas enfermedades benignas de la infancia, merece plenamente esta denominación en Francia».[47] En *La Médecine practicienne*, en su número 664, de abril de 1977, el profesor Bastin lo confirmaba: «Sería difícil vacunar sistemáticamente aquí en Francia, donde la enfermedad es benigna, ya que de cada 100 enfermos de sarampión que se han hospitalizado (por lo tanto, escogidos por su gravedad), la mortalidad es de 0,17».[48] Sin embargo, apenas unos años más tarde el discurso oficial tomó un cariz diferente, porque de repente la enfermedad se había vuelto «muy común y muy peligrosa» Así que en 1983, el profesor Roux, director general de Sanidad, calificaba al sarampión y a la rubeola como «enfermedades graves con consecuencias importantes». ¿Por qué ese cambio de opinión? Sencillamente porque acababan de aparecer las vacunas contra ellas y hacía mucha falta venderlas. Asimismo, se dieron cifras alarmistas a fin de presionar a la gente para que se vacunase.

Mientras numerosas publicaciones internacionales confirmaban el fracaso de la vacunación contra el sarampión, y a pesar del riesgo de encefalitis pos vacunación, el Ministerio de Sanidad francés impulsó la vacunación en masa contra el sarampión desde 1988, siguiendo los consejos de la OMS. ¿Es que estas instancias tan sabias ignoraban que en los Estados Unidos el número de enfermos iba creciendo desde 1983, con un aumento regular e importante de los casos de sarampión posvacunación que afectaban a los adolescentes, aunque la incidencia de la enfermedad había descendido espectacularmente mucho antes de la introducción de la vacuna?

LA VACUNACIÓN, CAUSA DE LA ENFERMEDAD

La revista *Médecine et hygiène* del 12 de enero de 1983 anunciaba: «La mortalidad por rubeola se ha multiplicado por veinticinco después de estas campañas de vacunación». A su vez, el *New England Journal of Medicine* del 26 de junio de 1991 publicó un estudio que revelaba que en el transcurso de la última epidemia de rubeola, más del 80% de los casos se habían producido en niños que habían recibido todas las dosis recomendadas de la vacuna. En resumen, en los Estados Unidos la rubeola está en aumento constante desde la introducción de las vacunas.[49]

Por otra parte, durante la emisión de *Magazine de la santé* de *France 5* del 4 de febrero de 2009, en la sección «Hola, doctor», en el que participaban el doctor Robert Cohen –que se guardó mucho de mencionar sus enlaces de interés con el laboratorio Sanofi-Pasteur– y el profesor Levy-Bruhl, del Instituto de Vigilancia Sanitaria, el presidente de la Liga para la libertad de las vacunaciones, Jean-Marie Mora, preguntó por teléfono al profesor Levy-Bruhl por qué con ocasión de una epidemia de sarampión que se declaró en un establecimiento escolar de Minnesota el año 2006, de los 769 niños que enfermaron, 632, o sea, un 89%, estaban vacunados. La respuesta del profesor Levy-Bruhl le pareció increíble: «Es normal que cuando todo el mundo está vacunado los que se contagian de la enfermedad estén vacunados a la fuerza». Mora se pregunta aún cómo es posible que alguien tan «informado» pueda soltar una barbaridad semejante sin siquiera darse cuenta de ello.

En 2006, los CDC confirmaban que el 80% de los niños en edad escolar que se contagiaron de sarampión habían sido vacunados antes. En Francia, veinte años después de la introducción de la vacuna, los secuaces de la industria farmacéutica no se desarmaban todavía. En 2004, el Instituto de Vigilancia Farmacéutica apretó el timbre de alarma: «Francia está en situación de ver reaparecer las epidemias de sarampión. ¿De quién es la culpa? De los padres cuyos hijos no están vacunados, que son demasiado numerosos». Y la solapada instilación del miedo seguía: «El sarampión no es una enfermedad tan benigna como algunos creen. Cada año hay miles de niños a los que se lleva esta calamidad. En Francia las epidemias están a punto de resurgir. Para protegerse hay una sola solución: la vacunación».

Estos fanáticos de la vacunación se cuidan muy mucho de aclarar que no es en Francia donde mueren esos «miles» de niños. No nos preguntemos dónde han sabido los dirigentes de este Instituto que estamos amenazados por «epidemias» de sarampión. Se lo han inventado totalmente, porque desde hace muchísimo tiempo no hay ninguna epidemia de esa clase que nos amenace. Para poner aún más negro el cuadro, se aferran al argumento mayor, es decir, las complicaciones de la enfermedad: la encefalitis posinfecciosa (1 caso por cada 1.000 o 2.000 de sarampión) y la temible panencefalitis esclerosante subaguda, o PESS, (1 caso por cada 100.000).[50] Ahora bien, en 1934, año en el que el sarampión mató a 1.349 enfermos, los doctores Lemierre y Gabriel ponían de manifiesto que «en los varios centenares de casos de sarampión que hemos seguido desde hace dos años en el hospital Claude Bernard, tanto en niños como en adultos, no nos ha sido dado observar más que un solo caso de encefalitis». En cambio, cuando se puso en marcha la campaña de vacunación contra el sarampión se registraron 11 encefalitis y 12 PESS, pero los servicios de sanidad se cuidan mucho de informarnos de ello.

Michel Georget observa que la mortalidad del sarampión es cuatro veces más alta entre los lactantes de menos de un año y ocho veces y media más elevada después de los veinticinco: «Como puede verse, la partida está lejos de ganarse. Sin duda alguna, las cantidades de dinero sepultadas en esta aventura, para eliminar una enfermedad considerada justamente benigna por el cuerpo médico mismo, habrían estado mejor utilizadas en otras cosas».

Es fácil citar en páginas y páginas las alarmantes conclusiones sobre la no fiabilidad de la vacuna SPR, pero baste conocer la que publicaron en 1995 los laboratorios SmithKlineBeecham, que sin embargo las sigue fabricando:

> El sarampión ha sido dieciocho veces más numeroso en los Estados Unidos en 1990 (27.672 casos) que en 1983, a pesar de que se viene haciendo una vacunación sistemática contra la enfermedad desde 1978. Se han contabilizado dieciocho epidemias entre las poblaciones escolares muy inmunizadas (del 71 al 99,8%). No menos del 77% de los sarampiones declarados aparecieron en alumnos ya vacunados. Así pues, el fracaso de una vacunación preescolar se traduce en una transformación paradójica del sarampión en una enfermedad de vacunados.[51]

DE 5.000 ENFERMOS, 20.000 FALLECIDOS

El 23 de febrero de 2003 se emprendió una vacunación en masa en Bangladesh con la ayuda de la Cruz Roja internacional, las Naciones Unidas y la OMS, con el pretexto de que en ese país había una media de 20.000 muertes al año debidas al sarampión. Es cierto que la población de Bangladesh no tiene buena salud, especialmente los niños que comen muy poco y muy mal, pero esa cifra me pareció exagerada. Recogí información, y resultó que esa cantidad de muertes no se correspondía en absoluto con los cálculos de la OMS, que anunciaba para el año 2000, 5.098 casos (no muertes); para 2001, 4.414 casos; para 2002, 3.484 casos; para 2003, 4.067 casos, y para 2004, 9.743 casos. Es verdad que en 2005 hubo 25.934 casos; en 2006, 6.180, y en 2007, 2.924.

Sería necesario hacer un estudio continuado para poder ver lo que motivó un aumento tal en el año 2005, aparte de una cobertura de vacunación más alta que los otros años (el 96% en lugar de entre el 60 y el 70% de los años precedentes, y el 84 u 85% los años posteriores), pero, de todas maneras, es falso decir que cada año mueran 20.000 personas de esta enfermedad, cuando en general los casos de enfermedad son cuatro veces inferiores a ese número. Cierto es que en lo que respecta al sarampión la balanza se inclina más hacia el lado «riesgo» que hacia el lado «beneficio». De manera que una vacunación en masa corre el riesgo de provocar sarampiones mucho más graves en los adultos y en los recién nacidos. Comprobamos a diario que ese riesgo está muy bien demostrado.

El biólogo Bernard D. Jachertz, de Berna, nos avisó: «La experiencia histórica muestra que el virus del sarampión desactivado, o incluso aniquilado, en una población delimitada, expone a esa población al peligro de una epidemia con carácter explosivo».[52] En 1995, la revista *Pediatrics* indicaba que los niños cuyas madres habían nacido después de 1963 estaban más expuestos a contagiarse del sarampión que los de madres de más edad, y confirmaba la peligrosidad del virus entre los bebés no protegidos por los anticuerpos maternos y la que tienen personas de más edad.

LA RUBEOLA

Pero las madres no solo le temen a la rubeola, le tienen miedo igualmente a las demás enfermedades «evitadas» por la vacuna SPR, entre las que se incluye la rubeola. En realidad, esta es benigna en los niños –solamente constituye una amenaza para las mujeres durante las diez primeras semanas de embarazo–. Se admite generalmente que entre el 90 y el 96% de la población está inmunizada de forma natural contra la rubeola. Es necesario saber también que hay muchas otras causas que pueden ser responsables de las malformaciones congénitas y que, de todas maneras, solamente el 10% de ellas son debidas a esta enfermedad. En 1963, en los Estados Unidos se administraron 90 millones de dosis de esta vacuna. En lugar de desaparecer, la rubeola apareció entonces entre los adolescentes de más de quince años, y este fenómeno se generalizó. En 1979, *The Lancet* describió una epidemia especialmente grave que ocurrió en la Universidad de Leeds, en Gran Bretaña, que provocó 119 casos de rubeola entre los estudiantes. Ni la gravedad de la enfermedad ni el número de personas afectadas se habían observado nunca hasta entonces.[53]

El *Boletín Epidemiológico Semanal* sintetizó así la situación: «De hecho, las infecciones del tipo rubeola durante el embarazo y las rubeolas congénitas deformantes (RCD) han caído durante los años 1980, cuando la cobertura de la vacuna se había estabilizado en solo el 40%, pero las infecciones y las RCD volvieron a aumentar en 1993, 1994 y 1995, a pesar de una cobertura de la vacuna de entre el 75 y el 80%».[54] Estamos prácticamente seguros de que la inmunidad natural, que abarcaba a entre el 90 y el 96% de la población, estará muy lejos de volver a alcanzar esa cifra en varios decenios.

LAS PAPERAS

Las paperas, enfermedad también «prevenida» por la vacuna SPR, se curan por lo general al cabo de una semana. La complicación más conocida ocurre entre los chicos, pero es muy infrecuente antes de la pubertad. La orquitis, que se manifiesta por una tumefacción intensa y dolorosa de los testículos, dura algunos días y puede comportar esterilidad en rarísimos casos. Sin embargo, representa el argumento más importante para aprobar esta vacuna. En el Reino Unido, las cifras oficiales de mortalidad por paperas son también muy elocuentes. Desde 1901, estas cifras siguen una línea recta descendente, y esa bajada no le debe nada a la introducción de la vacuna (ver el esquema de la página siguiente).

Se puede llegar a la misma conclusión con las cifras suministradas por los Estados Unidos. Eso demuestra la regresión espontánea de la enfermedad desde inicios del siglo XX, y sin vacuna, en todos los países desarrollados. Pero es obvio que el público no consulta nunca estas curvas estadísticas, lo que permite que se le diga lo que sea. Antes de la era de las vacunas, se calculaba que entre un 80 y un 90% de los adultos eran inmunes de manera natural, mientras que la vacunación de los jóvenes se traduce en un incremento de casos en la edad adulta, con un aumento considerable de los riesgos de complicaciones.

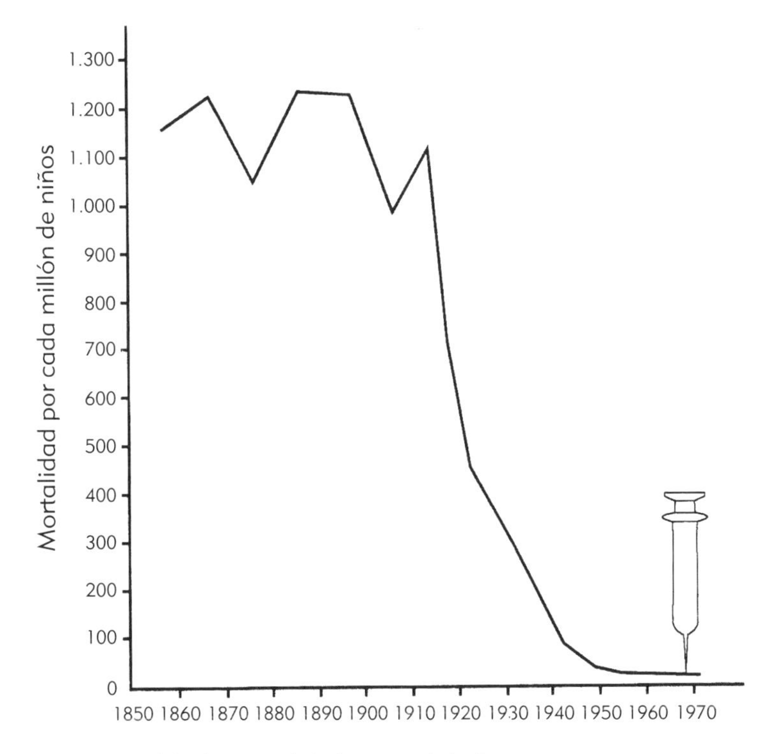

Media anual de la mortalidad por paperas en Inglaterra y País de Gales
(por millón de niños de menos de quince años)

En abril de 2006 se declaró una epidemia grave de paperas en ocho estados del centro de los Estados Unidos. En Iowa se contabilizaron 600 casos, cuando el año anterior solo había habido 3. Los CDC enviaron a expertos para estudiar la relación entre esa explosión de la enfermedad y las vacunas. En ese estado, el 64% de los enfermos había recibido las dos dosis de la vacuna y el 10% solo una de ellas. No se conoce la situación respecto a la vacuna en los otros casos, pero solamente el 3% de ellos dijeron que no estaban vacunados.[55] No murieron por ello. Este desafortunado «incidente» no impidió que los CDC siguiesen insistiendo en que «la vacuna es eficaz del 90 al 95%, y la inmunidad dura más de veinticinco años, la vida entera, sin duda». Volvemos a encontrarnos otra vez con el sempiterno «sin duda», que no tiene nada de científico y que muestra bien a las claras que seguimos moviéndonos en el terreno de la fe y de los dogmas inquebrantables.

LA ENFERMEDAD QUE PREVIENE LAS ALERGIAS

Todo esto es tanto más grave cuanto que hay numerosos estudios que demuestran que las vacunas y la desaparición de las enfermedades infantiles favorecen el asma y las alergias de toda clase. Así, en 1996, la revista médica *The Lancet* publicó estudios daneses y británicos que demostraban que ciertas enfermedades infantiles, en especial la rubeola, protegen de las alergias. Estos estudios comparaban dos grupos de jóvenes adultos de edades comprendidas entre los catorce y los veintiún años en Ginea Bissau (África occidental). El primer grupo se había contagiado de rubeola durante la epidemia de 1979 (antes de que la vacuna se pusiese en práctica) y los del otro estaban vacunados. Los investigadores comprobaron un 26% de alergias en este segundo grupo, el doble que en el primero. Un estudio aparecido el 5 de enero de 1985 en *The Lancet** y llevado a cabo en 1985 por el médico danés Tove

* 8419 : 1-5.

Ronne, muestra que los adultos que han tenido la rubeola con erupción en su infancia presentan una incidencia menor de cánceres, entre ellos el de cuello de útero, que los que no han sufrido la enfermedad. Otro estudio muestra que las mujeres tienen menos riesgos de padecer cáncer de ovarios si tuvieron las paperas en la infancia.[56]

También el doctor Philip Incao considera que las enfermedades «evitadas» en teoría gracias al SPR, es decir, el sarampión, las paperas y la rubeola, estimulan y refuerzan el sistema inmunitario. En general, estas enfermedades infecciosas se manifiestan de forma más peligrosa en ciertas épocas de la historia, para desaparecer enseguida por completo. Igualmente, numerosos estudios han demostrado que las infecciones respiratorias llegan a su apogeo en los niños de seis años, pero declinan hacia los siete, sean cuales sean los tratamientos y el estado de su vacunación.

Es correcto que, antes de las mejoras en la higiene y en las condiciones de vida, los niños pagaban un pesado tributo a las enfermedades infecciosas como la escarlatina, la difteria, la tosferina y la neumonía, pero esas enfermedades se han hecho cada vez más raras desde 1900, hasta el punto de haber descendido un 90% ya antes de las vacunaciones y los antibióticos. Es incuestionable también que los millares de muertos con los que nos machacan los oídos solamente se dan en los países en vías de desarrollo, donde la rubeola es mucho más grave que entre nosotros por causa de la falta de higiene y la carencia de alimento y de agua potable. En los Estados Unidos, actualmente los fallecimientos ocasionados por enfermedades infecciosas graves representan el 1% de las muertes infantiles. En cambio, el 7% de las muertes de niños entre uno y diecinueve años son achacables al cáncer, el 7% a los suicidios y el 14% a los homicidios. Asimismo, volviendo a la vacuna SPR, ¿es razonable haber cambiado algunos casos de rubeola, benignos en su mayoría, por las alergias –que ganan terreno cada día–, por el autismo –más temible– o por el cáncer –que golpea a niños cada vez más pequeños y cada vez en mayor cantidad?

¿Y SI DEJÁSEMOS DE VACUNAR?

Es lamentable que los beneficios tan alabados de las vacunas estén tan sobrepasados por los riesgos. La tecnología de la vacunación está todavía en la Edad de Piedra y seguimos utilizando métodos practicados hace doscientos años, sin saber ni cómo funcionan ni cuál es su verdadero impacto sobre la salud, aunque los problemas se hayan hecho más notorios desde hace algunos años. El problema de la vacuna SPR solo es la parte visible del iceberg.

Nos es muy difícil saber la verdad, ya que las informaciones que se nos dan son incorrectas y porque todo el mundo cree que si se abandonan las vacunaciones habrá millares de muertos, lo que sencillamente es absurdo. Así que nadie ha tenido jamás experiencia de ello, aparte de los que no están vacunados y siguen en perfecta salud, pero que no se atreven a proclamarlo porque la vacunación es obligatoria. Elaine Butler, madre de un niño autista inglés, ya no se plantea más preguntas sobre la relación beneficio-riesgo de la vacuna e indica que «los ingleses tienen sesenta veces más riesgo de morir por que les caiga un rayo que de morir de rubeola». Ocurre igual en todos los países desarrollados.

EL AUTISMO REGRESIVO, UN EFECTO SECUNDARIO DE LA VACUNA SPR

La medicina ha hecho tantos progresos que ya nadie tiene buena salud.

Aldous Huxley

No voy a repetir aquí lo que tanto he desarrollado en una obra anterior,[57] pero conviene recordar ciertos hechos relativos a esta enfermedad –o mejor, este desorden neurológico– ya que quieren imponernos la SPR cada vez más, con garantías de que no tiene «efecto secundario alguno». A mitad de la década de 1980 apareció una enfermedad distinta del autismo clásico, llamada autismo regresivo porque el niño afectado comienza a decaer a partir de los dieciocho meses de edad, aunque hasta ese momento se desarrollaba normalmente. Esta clase tan especial de autismo es cinco veces más corriente que el autismo clásico, en el que los niños son diferentes de los demás desde su nacimiento. Y parece que está íntimamente ligado a la vacuna SPR.

UNA SUBIDA VERTIGINOSA

Ha sido en los Estados Unidos donde los estudios sobre el número de casos se han llevado con más seriedad y precisión. Según el Ministerio de Educación de ese país, los casos se han multiplicado por doce entre 1992 y 2003.[58] Y desde ese último año los casos se han duplicado, lo que no puede atribuirse ni a mejoras en los diagnósticos ni a una clasificación errónea, como algunos pretenden. De hecho, los criterios de diagnóstico y de clasificación no se han cambiado desde 2003. Según el doctor Boyd Haley, jefe del servicio de química de la Universidad de Kentucky y uno de los especialistas mundiales del autismo, «al menos a 6 millones de niños estadounidenses las instancias de sanidad les han diagnosticado desórdenes mentales graves. La mayoría de estos niños está bajo medicación psiquiátrica o en terapia. A menudo están en escuelas especializadas». De esos 6 millones, a 1,5 millones se les ha declarado oficialmente autistas. Según un estudio publicado por las autoridades de Ontario en 2006, en Canadá el autismo aumentó en un 53% entre 2004 y 2006.

Entre 1998 y 2005, el incremento de esta enfermedad en el Reino Unido llegaba al 325%.[59] Las últimas estimaciones elevan los casos a 535.000. En el sur del país, un estudio de cohorte realizado con 56.946 niños de nueve y diez años y publicado en *The Lancet* en 2006, mostraba que cada día 19 niños desarrollan desórdenes de tipo autista, y 4 de cada 5 de esos niños son chicos. Según estos trabajos, 1 niño de cada 54 se vuelve autista, y sólo 1 niña de cada 215, lo que corresponde a 116,1 niños por cada 10.000, o sea, a un total de 1 niño de cada 86 se le diagnostica como autista.[60] En julio de 2007, en el diario inglés *The Observer*, Denis Campbell indicaba un estudio más reciente llevado a cabo por el profesor de fisiopatología Simon Baron-Cohen , director del Centro de Investigaciones sobre el Autismo de la Universidad de Cambridge, que demostraba que la verdadera incidencia del autismo en ese país era de 1 niño por cada 58.

En Francia el autismo afecta a más de 100.000 personas, pero esta cifra subestima la realidad. De todas formas, se considera que «el autismo es completamente genético». Y punto. Y las voces discordantes se descalifican y se acallan enseguida.

UNA ENFERMEDAD MEDIOAMBIENTAL

Según Rick Rollens, exsecretario del Senado de California y cofundador de la organización Familias por el Tratamiento Temprano del Autismo, que trabaja sobre la incidencia y las estadísticas de esta enfermedad en California, aproximadamente el 78% de los autistas tienen menos de dieciocho años, y el 84% menos de veintidós. Si la causa de esta enfermedad solamente fuera genética, el porcentaje debería permanecer constante.

De promedio se necesitan tres o cuatro años antes de que el autismo se diagnostique, y ocho años para la enfermedad dc Asperger (perturbación del desarrollo de tipo autista), lo que implica que a la mitad de los niños afectados, pero que no han llegado aún a esas edades, no se les ha diagnosticados todavía.[61]

El profesor Simon Baron-Cohen, ya citado, declaró en el diario *The Guardian* el 12 de enero de 2009:

> Sabemos que el autismo no puede ser genético al 100%, porque en el caso de gemelos idénticos, que tienen los genes

> iguales en un 100%, encontramos numerosos casos en los que uno de los gemelos es autista y el otro no. De hecho, la posibilidad que tiene el otro gemelo (monocigótico) de ser autista es de aproximadamente el 60%. Esto demuestra claramente que debe de existir un factor medioambiental que sea el responsable del autismo.

Dicho de otra manera, el 40% de los gemelos que no se vuelven autistas demuestra a las claras que la enfermedad no es genética. En cuanto al otro 60%, esta cifra parece normal –«esperable», como dicen los vacunadores– ya que por lo general los gemelos suelen vacunarse al mismo tiempo. Para el doctor Richard Halvorsen, del Centro Médico Holborn de Londres que participó en el estudio del grupo Cochrane sobre la vacuna SPR, «los estudios sobre la seguridad de la vacuna SPR son "una mierda" [sic]».

NO HAY AUTISTAS ENTRE LOS AMISH

Mientras el gobierno federal hacía todo lo que podía para retrasar los estudios sobre la toxicidad de las vacunas, un periodista de investigación, Dan Olmsted, emprendió un estudio en profundidad sobre los casos de autismo. Investigó a los niños que no habían sido expuestos nunca al mercurio que hay en las vacunas –cosa muy rara en este país– para que sirvieran de «casos control» en los experimentos, y se dirigió a los amish del distrito de Lancaster, en Pensilvania, cuyas convicciones religiosas se oponen a la vacunación. Según el porcentaje de autistas a nivel nacional, Olmsted debería haber encontrado 130 autistas entre los amish, pero solamente descubrió 4, de los cuales 1 había estado expuesto mucho tiempo a una alta tasa de mercurio y los otros 3 estaban vacunados.

NADIE PUEDE NEGAR LA EVIDENCIA

El doctor Max Wiznitzer, del hospital universitario de Cleveland, es un experto ante el gobierno estadounidense. Interviene a menudo contra las familias que reclaman compensaciones por los efectos secundarios de las vacunas. Sin embargo, en el curso de una emisión televisiva tuvo que reconocer que en el noroeste del estado de Ohio, donde vive la mayor comunidad amish de los Estados Unidos, el porcentaje de autismo es de 1 caso de cada 10.000, cifra tremendamente inferior al porcentaje habitual en el resto del país.[62]

Olmsted estudió también los Servicios Sanitarios Homefirst de Chicago, una comunidad que tiene puntos en común con los amish: no vacunan nunca a los niños y no tienen autistas. Homefirst es una asociación de médicos de los suburbios de Chicago que se fundó en 1973. Estos médicos asisten en el parto a las mujeres en sus casas y luego les hacen un seguimiento a los niños durante toda la infancia y la adolescencia. El doctor Mayer Eisenstein, director médico de la organización, indica:

> Desde hace muchos años hemos hecho el seguimiento de entre 30.000 y 35.000 niños desde su nacimiento y no hemos encontrado ni un solo caso de autismo entre los que

> no se han vacunado nunca. Nuestros médicos han ayudado a nacer a más de 15.000 niños que, en su mayoría, no han sido vacunados. Los raros casos de autismo se descubrieron en niños vacunados antes de que sus madres se dirigiesen a nosotros para hacer el seguimiento.

Como estos niños acuden a las escuelas públicas de Illinois, eso ha permitido que se baje el promedio del número de autistas de ese estado a 38 por 10.000, en lugar de 60 por 10.000 (o sea, 1 caso por cada 166 niños), como ocurre en el resto del país. En esta zona la media era de 4 niños por 10.000 en 1991. El doctor Paul Schattauer, que forma parte de Homefirst desde hace veinte años y trata a 100 niños por semana, como mínimo, lo confirma: «Todo lo que sé es que en mi consulta no me encuentro con autistas. Estamos muy lejos de tener la tasa oficial de nuestro país de 1 caso por cada 166 niños».

A principios del año 2005, el doctor Jeff Bradstreet, pediatra de Florida especialista en autismo, confirmó que no se encuentra prácticamente ningún caso de esta enfermedad entre los niños no vacunados por razones religiosas y educados en el seno de su familia para que se libren de las vacunaciones escolares, lo que coincide con las observaciones de los doctores Eisenstein, Schattauer y sus colegas, así como las de Dan Olmsted.

En la actualidad no hay ningún responsable de las vacunaciones que acepte conceder el más mínimo crédito al hecho de que no exista el autismo entre los amish, ni entre las filas de Homefirst en Chicago, ni entre los niños escolarizados en casa con su familia. Esto constituye una omisión muy significativa, porque por sí mismo ya debería poner en cuestión a todas las vacunaciones. Es notorio que no hay peor sordo que el que no quiere oír, pero en este caso concreto, las instancias sanitarias que no intentan comprender el motivo del aumento aterrador de esta enfermedad y, sobre todo, que no tratan de averiguar por qué no afecta a los niños no vacunados, tienen un comportamiento criminal. Así que, según ellos, las distribuciones genéticas se circunscribirían sabiamente a los sectores donde se encuentran los niños no vacunados por causa de las creencias religiosas o éticas de sus padres. ¿Tendrán las creencias una influencia sobre los genes? Estas estúpidas palabras permiten que uno se plantee la pregunta: ¿quieren realmente suprimir el autismo?

LA REUNIÓN DE SIMPSONWOOD

En junio de 2000, un grupo de científicos y profesionales sanitarios del gobierno estadounidense se reunió bajo los auspicios de los CDC en Simpsonwood, en un centro de retiro espiritual metodista aislado que favorecía el secreto. Los CDC se habían guardado mucho de anunciar públicamente la reunión y solo habían invitado a cincuenta y dos personas: delegados de los CDC y de la FDA, especialistas en vacunación de la OMS y representantes de los principales fabricantes de vacunas, como GlaxoSmithKline, Merck, Wyeth y Aventis-Pasteur.

Este grupo se había reunido para debatir un estudio reciente que planteaba preguntas importantes sobre la seguridad de las vacunas administradas a los recién nacidos y a los niños pequeños. Según Tom Verstraeten, epidemiólogo de los CDC que acababa de examinar los datos médicos de

100.000 niños, allí se reveló de forma irrefutable que las vacunas eran responsables del terrorífico aumento del autismo y de los trastornos neurológicos entre los niños. Los datos analizados, que probaban que después de 1991 el autismo se ha multiplicado por quince, alarmaron a los numerosos participantes, pero en lugar de tomar la decisión de alertar inmediatamente al público y de deshacerse del primer acusado que hay en las vacunas, el timerosal, se pasaron casi todo el tiempo de esos dos días debatiendo acerca del modo de ocultar los alarmantes datos. Según la transcripción de los trabajos, obtenida gracias a la intervención de la ley para la libertad de información, la mayoría de los participantes se ponían nerviosos por el efecto que tendrían estas revelaciones sobre la industria farmacéutica.

Los CDC repitieron a los participantes a lo largo de toda la reunión que las intervenciones y los trabajos tenían que permanecer bajo secreto. No podrían hacer fotocopias de los documentos, ni llevarse papeles al marcharse. «Estaremos en una mala posición para defendernos en caso de denuncias», declaró de entrada el doctor Robert Brent, pediatra del hospital infantil Alfred I du Pont, en el estado de Delaware. El doctor Chen, que dirige el Servicio de Seguridad de las Vacunas en los CDC, expresó su alivio ante la idea de que «habida cuenta de las implicaciones de esta información, hemos sido capaces de quitarla del alcance de manos, digamos, menos responsables que las nuestras». ¿Cómo se podrá ser «menos responsable» que estos locos?

El doctor John Clements, consejero de la OMS para vacunas, confesó que «más habría valido que esta investigación no hubiese tenido lugar», y luego añadió que «los resultados tendrían que ser retocados», porque, según él, se corría el riesgo de que el estudio cayese en manos extrañas y de que fuese «utilizado de manera diferente, fuera del control de nuestro grupo». Es verdad que manos extrañas a estos chanchullos habrían utilizado los resultados de manera muy diferente, pero esta declaración del consejero de la OMS confirma que es tan fácil «retocar» los resultados como lo es manipular las opiniones.

De hecho, el gobierno demostró sobre todo que desearía limitar los gastos, en lugar de proteger la salud de los niños. Por otra parte, los CDC requirieron que el Instituto de Medicina llevase a cabo un nuevo estudio con el fin de «blanquear» al timerosal y minimizar sus riesgos, ordenando que los investigadores «aliminasen» su relación con el autismo. Ocultaron los trabajos de Verstraeten y contaron que los datos originales se habían perdido y por lo tanto no se podían reproducir. El «blanqueo» fue tanto más fácil cuanto que Verstraeten acababa de ser fichado por GlaxoSmithKline cuando finalmente publicó sus trabajos en 2003. Esto explica por qué revisa sus datos, minimiza determinadas cifras y añade un cierto número de niños al estudio epidemiológico, con lo que falsea las estadísticas.

Si hoy día conocemos estos detalles es porque el informe original, sin falsificar, lo obtuvo después el gabinete de abogados Waters & Kraus, que defiende a las víctimas de las vacunas. Waters dijo que, al añadir niños a este estudio, Verstraeten había hecho bajar el porcentaje de diagnósticos de autismo muy por debajo del nivel crítico, y solamente se tuvo en cuenta esta cifra en el informe final. Pero los abogados levantaron otra liebre: las manipulaciones de este estudio sobre la edad en la que se puede considerar que el autismo es regresivo. En resumen, para ellos esta reunión de Simpsonwood reveló cómo disimulan las autoridades, tales como la OMS, los descubrimientos molestos al hacerlos confidenciales, al reclamar que se realicen otros estudios sin tocar inmediatamente la alarma o al recomendar solo a título de precaución la retirada del timerosal, negando estos problemas en cuanto aparecen. Gracias a estas manipulaciones, los expertos presentes se eximieron de su responsabilidad y se concedieron a sí mismos una buena conciencia, sin perjudicar la confianza que el público concede a las vacunas. El autismo ha recuperado su lugar: una enfermedad exclusivamente genética.

EL MIEDO AL «CATACLISMO ECONÓMICO»

Numerosos miembros del Congreso se han quedado atónitos por los esfuerzos que hace el gobierno para encubrir los peligros de la vacuna SPR; pero hay otros, ayudados en sus campañas electorales por los millones de dólares de la industria, que se obstinan en repetir que Merck, Glaxo SmithKline, Wyeth y Eli Lilly tendrían que cerrar sus puertas si algún día se viesen obligados a asumir su responsabilidad por los incidentes provocados por sus productos. Según ellos, por eso mismo es necesario protegerlos.

EL ESCÁNDALO INGLÉS

En el Reino Unido existe un escándalo inmenso acerca de la vacuna SPR. La acumulación de mentiras sobre este tema sobrepasa con mucho a todo lo relacionado con el Gardasil®. En 1998, el doctor Andrew Wakefield, director de un grupo de investigación de la Facultad de Medicina del hospital Royal Free de Londres y autoridad internacional sobre enfermedades intestinales, publicó un estudio sobre 8 niños que padecían graves enfermedades intestinales y que se volvieron autistas inmediatamente después de recibir la vacuna SPR –5 de ellos habían tenido reacciones nefastas a vacunaciones precedentes–.[63] Después de esta vacunación, el equipo del hospital Royal Free pudo estudiar centenares de otros casos de esta nueva forma de enfermedad intestinal que lleva al autismo, así como otras formas de enfermedades neurológicas que no se habían manifestado antes de la administración de la vacuna SPR.

Desde 1991, por lo tanto mucho tiempo antes de esa publicación, cerca de 2.000 familias habían presentado ya denuncias contra los laboratorios y el gobierno por sus efectos secundarios. Los abogados del gabinete Alexander Harris creían que habían logrado demostrar el lazo entre la vacuna SPR y los daños cerebrales que padecían los niños, en particular el autismo, en 1.000 de esas familias. Algunos de estos padres contactaron con el doctor Wakefield por los síntomas gastrointestinales de sus hijos, o por consejo de sus pediatras, mientras que abundaban por todas partes (los Estados Unidos, Italia, Venezuela...) publicaciones en el mismo sentido, pero sin repercusión oficial alguna. El asunto se hizo tan preocupante para el gobernador británico que este se puso en marcha para desinformar a los ciudadanos y, en diciembre de 2001, al doctor Wakefield se le rogó que presentase su dimisión por causa de sus trabajos sobre el autismo y la vacuna SPR.

Después de la publicación de los trabajos del doctor Wakefield en *The Lancet* en 1998, el profesor Heikki Peltola, del servicio pediátrico de la Universidad de Helsinki, asumió una defensa violenta de la vacuna. En mayo de ese mismo año publicó a su vez un artículo en *The Lancet*, donde afirmaba que de 1,8 millones de personas a las que se había seguido durante catorce años en Finlandia, no se habían encontrado más que 12 casos de autismo. Así pues, la vacuna SPR no podía ser responsable de esa enfermedad. Es evidente que un estudio basado en una cantidad tan grande de individuos habría sido significativo, pero la realidad es muy diferente. En verdad, olvidándose de los 1,8 millones de vacunados a los que no se siguió en absoluto, este estudio se limitó a 200 personas a las que se siguió durante solo tres semanas, cuando este tipo de complicación se manifiesta frecuentemente varios meses, incluso años, después de la inyección. El 13 de enero de 2001, Peltola confesó que el estudio no se había hecho para investigar sobre las dos complicaciones más frecuentes del SPR, es decir, el autismo y la enfermedad inflamatoria Intestinal (IBD, por sus siglas en inglés).

Sin embargo, después de esta publicación todas las instancias de vacunación del mundo tomaron como referencia el «gran estudio finlandés en el que millones de personas fueron vacunadas y seguidas durante catorce años». Y nadie dice que, a finales de 2001, el Consejo de Investigación Médica debió admitir que este estudio «no examinó la relación entre el SPR y los trastornos atribuidos al autismo, con lo que no proporciona evidencia alguna sobre este tema». Además, estas instancias no mencionan nunca que Merck, fabricante de la vacuna, financió todos los estudios llevados a cabo por Peltola y sus colaboradores.

Según un portavoz de la organización Autismiliitto, en Finlandia hay 10.000 autistas y 40.000 personas afectadas por la enfermedad de Asperger, en la que el enfermo presenta los síntomas del autismo pero puede comunicarse por medio de la palabra. Esto hace que esta asociación asegure que se trata de una catástrofe nacional. En relación con la IBD, esta se ha triplicado en Finlandia entre 1986 y 1991, pasando de 10 casos de cada 10.000 en 1986 a 30 de cada 10.000 en 1991. Según las estadísticas de los seguros sociales de Finlandia, el número de pacientes que reciben una pensión por la enfermedad de Crohn y las colitis ulcerantes se ha duplicado entre 1992 y 2001, pasando de 9.737 casos a 20.807, mientras que la población de Finlandia aumentó solamente el 3%. El doctor Edward Yazbak analizó el informe de Peltola y calcula que la situación empeorará cuando los cientos de miles de niños que fueron vacunados a los quince meses lleguen a ser adultos.

En febrero de 2004, seis años después de la aparición del estudio que publicó *The Lancet*, el editor de la revista, Richard Horton, declaró que el doctor Wakefield y su equipo no habían respetado el código ético, con la excusa de que el hospital Royal Free en el que trabajaba el gastroenterólogo recibió fondos para esa investigación. Incluso añadió que su revista no retiraría el estudio, porque el fraude «no era evidente». No obstante, los fondos donados por el Legal Aid Board no fueron utilizados nunca para el estudio que apareció en 1998. Las 55.000 libras en cuestión solamente beneficiaron al hospital Royal Free; el doctor Wakefield no tocó ni un céntimo porque los fondos estaban destinados a un estudio completamente diferente del que publicó *The Lancet*.

LAS VÍCTIMAS, AMENAZADAS

En esa misma época, y tras muchas peripecias rocambolescas, se había fijado la fecha para el juicio de las víctimas de la SPR para el mes de octubre de 2003 ante el Alto Tribunal de Justicia de Londres, que fue aplazada después al inicio de 2004. Cuando los resultados de las investigaciones realizadas por los abogados fueron divulgados unos meses antes del proceso, el Comité de Concesión de Asistencia Jurídica a las familias de las víctimas de la vacuna anunció su decisión de suprimir su contribución a 2.000 de ellas, con el pretexto de que la investigación médica no había demostrado todavía una relación efectiva, de que había pocas oportunidades de llegar a ese punto y de que su papel no era el de financiar la investigación. Muy pocos pensaron que no se tratase, evidentemente, de una desgraciada «coincidencia». Sin embargo, en el transcurso de las diferentes audiencias públicas, un padre atestiguó que un funcionario había admitido que la ayuda se había retirado por presiones del gobierno.

Isabella Thomas, cuyos dos hijos se volvieron autistas inmediatamente después de haber recibido esta vacuna, se indignó: «Yo no voy a abandonar nunca, seguiré luchando a pesar de mis escasos medios contra aquellos que amenazan así la vida de nuestros hijos». Junto a una decena de madres decididas, fundó una asociación llamada «Las SPR 10», que intenta convencer a los demás padres de que no abandonen la lucha, incluso si la mayoría de ellos tienen miedo de los poderosos laboratorios, a los que perciben como criminales de gran envergadura. Todos los padres afirman que sus hijos, ahora autistas, eran perfectamente normales antes de la inyección, y preguntan: «Si la vacuna no es responsable, ¿quién lo es?». El 9 de junio de 2004, el *Journal of American Physicians and Surgeons* publicaba nuevas observaciones en relación con la presencia del virus de la rubeola en los intestinos de niños víctimas de autismo regresivo, todos ellos vacunados poco tiempo antes de la aparición de los trastornos, y todos ellos libres de virus antes de la vacunación.

Jennifer Horne Roberts, que forma parte de Las SPR 10, se dirigió al Alto Tribunal el 24 de julio de 2006 para comunicar que el asunto estaba en manos del Tribunal Europeo de Derechos Humanos como último recurso, con el fin de que juzgue si es posible prolongar los retrasos calculados en diez años, porque salen a la luz pruebas a favor de esos niños:

> La denuncia que está en manos del Tribunal Europeo se dirige contra el Reino Unido. Creemos que el papel del gobierno británico en el asunto de la vacuna SPR es completamente inaceptable. Este es uno de los mayores escándalos de la historia médica, si no el mayor, que afecta a decenas de miles de niños en este país. Según los últimos cálculos, ahora hay más de un niño autista por cada cien. En el mundo debe de haber millones.[64]

LA PRUEBA DE LA CONNIVENCIA

En mayo de 2007 supimos que el juez que presidía la Comisión de Retirada de Asistencia Jurídica, sir Nigel Anthony Lamert Davis, era hermano de sir Crispin Davis, propietario de *The Lancet*. En 2003 este último fue nombrado director no ejecutivo de la empresa GlaxoSmithKline, fabricante de la vacuna SPR. Es evidente que si su hermano hubiese anunciado esta connivencia cuando tomó su decisión, esta habría sido considerada de una manera muy diferente.

John Stone, padre de un niño afectado de autismo regresivo aparecido tras la vacunación, publicó un breve recordatorio de los hechos que resume muy bien todo el asunto:

> En julio de 2003, el propietario de *The Lancet*, Crispin Davis, fue nombrado director no ejecutivo de GlaxoSmithKline, fabricante de la vacuna SPR. En febrero de 2004, *The Lancet* rechaza la publicación, con razones engañosas, de Andrew Wakefield, que fue arrastrado por el barro por la BBC y el *Sunday Times*. El 27 de febrero de 2004, su hermano, el juez Davis, retira la asistencia judicial a los demandantes. En julio de 2004, Crispin Davis, hermano del juez, recibe un título nobiliario concedido por el gobierno de Tony Blair.

Hay que tener en cuenta también que James Murdoch, hijo del multimillonario Rupert Murdoch, que posee un verdadero imperio mediático de alcance mundial en el que se encuentra el *Sunday Times*, fue fichado por sir Crispin Davis para unirse al grupo GlaxoSmithKline.[65] ¡Indudablemente, estos ingleses tienen espíritu de familia! En 2007, los furiosos padres presentaron una demanda contra el juez Davis. «La posibilidad de que se dé cualquier conflicto de interés provocado por el puesto de su hermano no se le ha pasado por la cabeza. Si no tenía razón, debe buscarse una indemnización por el Tribunal de Apelaciones», declaró Peter Farr, portavoz del juez (de manifiesta mala fe). Esperemos que el reciente descubrimiento de la connivencia entre el juez Davis, que suspendió toda ayuda jurídica, y su hermano, director de la empresa GlaxoSmithKline, que fabrica la vacuna incriminada, permita al fin que esas numerosas familias hagan valer sus derechos y expongan a la luz pública un escándalo perfectamente ocultado hasta ahora.

Uno se extraña menos todavía de la obstinación del *Sunday Times* por desacreditar al doctor Wakefield tras la revelación del escándalo que acababa de salpicar al imperio mediático de Rupert Murdoch, que está acusado de haber corrompido a la Policía, de haber intervenido unos nueve mil números de teléfono, de haber tenido acceso a cuentas bancarias privadas y de haber comprado el silencio de algunas víctimas. Murdoch y su hijo James tienen lazos muy estrechos con los laboratorios farmacéuticos; James Murdoch forma parte de la dirección del grupo GlaxoSmithKline.[66]

El presidente del Comité de Comercio, Ciencia y Transportes del Senado estadounidense, Jay Rockefeller, pidió que se iniciase una investigación sobre las actividades del grupo de presión de Rupert Murdoch en los Estados Unidos y declaró que una investigación así pondría sin duda en evidencia ciertos «asuntos criminales». «Y esto será un asunto enorme», anunció.

Es cierto que una investigación de esta envergadura podría desencadenar un «cataclismo económico», porque numerosos miembros del Congreso se han quedado atónitos por los esfuerzos que hace el gobierno para encubrir los peligros de la vacuna SPR; pero hay otros, ayudados en sus campañas electorales por los millones de dólares de la industria, que se obstinan en repetir que los laboratorios como Merck,

GlaxoSmithKline, Wyeth y Eli Lilly tendrían que cerrar sus puertas si algún día se viesen obligados a asumir su responsabilidad por los incidentes provocados por sus productos. Según ellos, por eso mismo es necesario protegerlos.

EN FRANCIA, SILENCIO Y PUNTO EN BOCA

La prensa francesa se ha cuidado mucho de hablar de los millares de padres ingleses cuyos derechos fueron pisoteados, y se contenta con referirse al «asunto Wakefield». De esta manera, el número de *Sciences et Avenir* de abril de 2004 señaló brevemente que estaba «desacreditado» porque «había sido pagado de forma paralela a sus trabajos por un organismo que representaba a las familias de los autistas», con lo que «la vacuna sale inocente de ello». De la misma manera, se podía leer en *La Revue du practicien* del 1 de marzo de 2004 que «el doctor Wakefield fue remunerado con 55.000 libras esterlinas en el marco de trabajos realizados de forma paralela sobre el mismo tema, y esta información no se había ofrecido ni al semanario ni a varios de los coautores de la publicación de 1998». La revista evitó cuidadosamente conceder la palabra al «acusado», que habría tenido derecho de denunciarla por difamación, así como a *Sciences et Avenir* por alegatos falsos, habida cuenta de que él no había recibido ni un céntimo para realizar su estudio. De todas maneras, los medios de comunicación franceses prefirieron ignorar los resultados publicados en 1998 en *The Lancet* y que ya circulaban desde hacía algún tiempo por la prensa y los coloquios internacionales. Los trabajos de Wakefield, lejos de ser un caso aislado, no hacen más que confirmar lo que muchos médicos serios saben desde hace tiempo.

LAS VÍCTIMAS DE LA VACUNA SPR EN LA ACTUALIDAD

¡Qué religión más extraña es la medicina! Es la única religión apoyada por la política y no se la puede acusar, sin arriesgarse a ser perseguido o ridiculizado.

Upton Sinclair

Aunque las instancias sanitarias repiten sin parar que la SPR es una vacuna completamente inofensiva, las manifestaciones contra ella y los estragos que provoca son numerosos en los países anglosajones. Pero en Francia se prefiere hacer hincapié en la gravedad de la rubeola y, sobre todo, en ignorar lo que sucede en otras partes. ¿Es que no son los mejores? Así pues, es «normal» que estén protegidos de las desviaciones extranjeras por una autocensura escandalosa. De todas maneras, en este país el autismo es genético, y todo lo que se le pide al ciudadano es que dé cada vez más dinero para la «investigación genética» sin hacer muchas preguntas.

EN LOS ESTADOS UNIDOS

En octubre de 2006, a seis padres de autistas y a un niño de once años se los expulsó del congreso de la Academia Americana de Pediatras (AAP, por sus siglas en inglés) por agentes de seguridad tras haber sido acusados de ser «impertinentes». Dos de los padres eran profesionales de la salud y se habían inscrito en el congreso para distribuir información sobre el autismo a los pediatras. Dos equipos de televisión habían sido expulsados anteriormente, con el fin de que los medios de comunicación no difundiesen la información que circulaba por el interior del congreso. Cynthia Airhart, que dirigía este congreso, encontró numerosas excusas, tan ridículas unas como otras, para expulsar a los padres de la sala. En 2005, la AAP ya se había negado a imprimir en su revista ni una palabra de agradecimiento a los pediatras que trabajan con el autismo y que pidieron que se retirase el mercurio de las vacunas. En 2006, la AAP de Nueva York se opuso a la aplicación de una medida, que debía ponerse en marcha en 2008, para limitar las dosis de mercurio en las vacunas para los niños de menos de tres años y las mujeres embarazadas. La Asociación pidió asimismo al gobernador Pataki que vetase esta decisión, que había sido aprobada por unanimidad en el Senado y por 147 votos de 150 en la Asamblea Estatal.

EN EL REINO UNIDO

La vacuna SPR fue introducida en Gran Bretaña en 1998, después de unos ensayos precipitados, a petición urgente de una ministra de Sanidad conservadora, Edwina Currie. Hasta entonces, los funcionarios británicos de salud se contentaban con recomendar la vacuna simple contra la rubeola, y con que fuese administrada solamente a las niñas. La vacuna contra las paperas se consideraba sin interés. ¡Ay!, después de un viaje a los Estados Unidos, la señora Currie insistió en que se introdujese la vacuna trivalente enseguida, ¡y sigue considerando que eso es de lo que más orgullosa está de cuanto ha hecho como ministra de Sanidad! En diciembre de 2006, le confesó al *Daily Mail*: «No valía la pena realizar largos ensayos clínicos sobre la seguridad de las vacunas, ya había quedado ampliamente demostrada por los que se hicieron en América del Norte. Antes de la vacuna SPR, en el Reino Unido moría un niño al mes por la rubeola». La señora Currie se cuidó mucho de aclarar si esos niños venían de familias pobres y se criaban en dudosas condiciones sanitarias, o de familias acomodadas, cuyo sistema inmunitario se encuentra en buen estado. De todas maneras, esta cifra no representa en conjunto más que 12 muertes al año, sin duda demasiadas, pero son un número muy inferior a la cantidad de incidentes producidos por esta sola vacuna.

Aparte de la conexión entre la vacuna SPR y el autismo, además de los 4.500 denunciantes en los Estados Unidos y los 2.000 del Reino Unido, hay que saber que, al principio de las vacunaciones SPR, el Ministerio de Sanidad de Japón había indicado efectos no deseados en 1 caso de cada 200.000. Algunos años después, al «revisar» las cifras, el mismo Ministerio anunció 1 incidente por cada 30.000 vacunados. Las estadísticas fueron «rectificadas» de nuevo, y esta vez el Ministerio reconoció 1 incidente por cada 1.300 vacunados, cifra muy diferente de las que se habían publicado anteriormente. El Tribunal Supremo de Osaka obligó al gobierno japonés a indemnizar a las familias de las víctimas.[67]

En 2008, Nigel Thomas, el único hijo no autista de Isabella Thomas (mencionada en la página 176), lanzó una petición en nombre de sus hermanos y de los miles de niños y de jóvenes que se han vuelto autistas por todo el mundo. Lamentaba que los expertos pierdan el tiempo en discutir entre ellos para saber si el aumento catastrófico de esta enfermedad es debido a que hay diagnósticos más fiables, o al hecho de mirar la televisión, y era muy lúcido al concretar: «La razón de que estos jóvenes se hayan dejado de lado proviene de que un cierto número de padres se han atrevido a atribuir este estado a una exposición medioambiental semejante a las vacunas infantiles». Con la esperanza de ampliar el debate y de despertar la conciencia general, indicaba:

> Esto no tiene que ver solamente con la vacuna SPR, ni con el mercurio en las vacunas, ni siquiera con el autismo; esto tiene que ver con un desastre público de proporciones gigantescas que afectará a muchas generaciones futuras, y los responsables de ello tienen que rendir cuentas. Esto tiene que ver con el rechazo de la medicina oficial a aceptar las consecuencias de sus actos. Esto tiene que ver con la negativa a tratar una situación que se ha convertido en algo banal, una situación de la que la profesión médica es sobradamente responsable, pero que se niega despiadadamente a admitir.

El 13 de enero de 2009, bajo la pluma de Jenny Hope, el *Daily Mail* indicaba que el gobierno británico denegaba el acceso a documentos confidenciales que podrían demostrar la peligrosidad de la vacuna SPR, cuando esos documentos deberían ser de libre acceso en interés del público.

UN PROCESO CON RETRASO

Los pocos médicos que han traído algo de esperanza a las familias de las víctimas, el doctor Andrew Wakefield, el profesor John Walker-Smith y el profesor Simon Murch, cuyo valor hay que proclamar, tuvieron que comparecer ante el Consejo Médico General (GMC, por sus siglas en inglés), simplemente por haber querido comprender por qué están tan enfermos esos niños. Este organismo reglamenta la práctica médica en el Reino Unido y tiene el poder de prohibirle a un médico que ejerza. El «proceso» de estos tres médicos, todos ellos coautores de la publicación en *The Lancet*, que debía durar cuatro meses aproximadamente y estaba programado para el 9 de julio de 2007, sigue sin haber llegado a buen término. Brian Deer, periodista del *Sunday Times*, confirmó que él está en el origen de la comparecencia de los médicos ante el GMC y no dejó de repetir que el doctor Wakefield había recibido dinero indebidamente.

Es verdad que el gobierno británico –que tanto ha recomendado esta vacunación–, que la industria farmacéutica y que el *Sunday Times* tienen mucho miedo de perder «su proceso» ante el GMC, ya que este asunto ha adquirido una importancia internacional. Este temor es tanto más fuerte cuanto que si el GMC no retira los cargos que pesan contra los médicos, los padres no se quedarán callados, sus voces se harán oír mucho más y el escándalo, que afecta a alrededor de 2.000 víctimas en el Reino Unido y a decenas de millares en todo el mundo, se revelará a plena luz del día.

Cuando el proceso volvió a reanudarse en febrero de 2009, el profesor Denis McDevitt, que presidía la sesión del GMC, omitió mencionar, como tantos otros, su implicación personal en la aprobación del Pluserix®, una variante de la vacuna SPR. En el proceso, Brian Deer, que siempre se declaró «independiente», estaba ayudado por el doctor Evan Harris, que participó en los ensayos de la vacuna anti-VIH. Así pues, podemos suponer que tiene un pie en la industria farmacéutica. Para elaborar su dosier, Deer recibió la ayuda de la Autoridad de Salud Estratégica, del hospital Royal Free, que le entregó documentos confidenciales relativos a los niños tratados en ese hospital. En el proceso, el profesor Murch desmontó todas las acusaciones de Deer una por una, demostró que se habían confeccionado con toda clase de elementos, y que no se apoyaban en ninguna base seria.

EL CAZADOR CAZADO AL FIN

Como no consiguió demostrar la veracidad de sus afirmaciones, a partir del fin de las audiencias Deer se permitió escribir al GMC para comentar cómo debían haber llevado este proceso. Deer fue obligado a publicar la correspondencia que tuvo durante más de tres años con el GMC y los abogados de la acusación, con el fin de aclarar la situación. Con eso corrió el riesgo de no consolidar su posición. Es alentador comprobar que este histérico, que ha conducido durante demasiado tiempo la caza de brujas contra Wakefield y sus colegas, haya pasado al fin de la posición de cazador a la de cazado. La prensa británica se ha desatado contra él y ya nadie quiere ayudarlo, ni siquiera los que lo ficharon, porque así confesarían su total complicidad.

El 16 de febrero de 2009, la periodista inglesa Melanie Phillips pedía en *Child Health Safety* que se publicase la correspondencia de Deer con el Departamento de Justicia de los Estados Unidos. De hecho, la semana anterior fueron rechazados tres requerimientos entre los 4.500 procedimientos judiciales relativos a los niños afectados por esta vacuna, y que están en espera desde el año 2000, cuando Deer había acordado su comparecencia en el Departamento de Justicia, Salud y Servicios Humanos estadounidense, contra el que se habían interpuesto las denuncias. En *The Huffington Post,* el periodista estadounidense David Kirby preguntaba qué había ido a hacer a los Estados Unidos un periodista inglés del *Sunday Times* justo antes de las audiencias, y por qué se había referido el Departamento de Justicia de ese país a las alegaciones de Deer que desacreditaban los trabajos del doctor Wakefield. Está claro que conoce el motivo de ello.

UN CASO LEJOS DE ESTAR AISLADO

Sin embargo, en 2008 el gobierno estadounidense admitió que las vacunas podían ser responsables del estado de Hannah Poling y aceptó indemnizar a la familia. En el año 2000 la niña tenía diecinueve meses y se desarrollaba normalmente. Hasta que recibió cinco inyecciones que contenían nueve vacunas diferentes. Dos días después se le manifestó una fiebre alta, la niña lloraba sin cesar y se negaba a caminar. Su estado se agravó durante los siete meses siguientes, y en 2001 le diagnosticaron autismo. Su padre, el doctor Jon Poling, neurólogo del hospital Johns Hopkins, le hizo pasar por una serie de exámenes y se descubrió que la niña estaba afectada por una serie de trastornos metabólicos provocados por alteraciones de la estructura mitocondrial, enfermedad rara que puede permanecer oculta durante muchos años.

En *The Huffington Post*, David Kirby contó cómo el Departamento de Salud y Servicios Humanos admitió ante el tribunal federal que el autismo había sido provocado por las nueve vacunas recibidas en un mismo día. Según la explicación oficial, fueron las vacunas las que habían exacerbado un trastorno mitocondrial subyacente.[68] Pero el caso de Hannah está lejos de ser un caso aislado y su disfunción mitocondrial no es tan rara, porque se han indicado otros casos.

Clifford G. Miller, abogado del Tribunal Supremo del Reino Unido, comentó asimismo que era muy llamativo que el *Sunday Times* hubiese escogido publicar las acusaciones de Deer en el momento de sus declaraciones ante el GMC y durante la campaña del gobierno laborista para intimar a que se hiciese obligatoria esta vacunación para todos los niños británicos, a pesar de los estudios médicos que ponen en evidencia los peligros de esta vacuna: «Es un problema de salud para todos los niños británicos, ni más ni menos. ¿O bien es que el *Sunday Times* considera que puede ponerse de juez, jurado y verdugo, sin proceso, ni declaración de los testigos, ni derecho de réplica? Es hora de establecer reglas sobre los derechos de la prensa». El 24 de febrero de 2009, Robert F. Kennedy júnior reveló en *The Huffington Post* que una investigación importante, llevada a cabo por CBS News, había puesto al descubierto 1.322 casos de efectos neurológicos graves provocados por esta vacuna –entre ellos el autismo– que ya habían sido indemnizados por los tribunales desde 1988, en cantidades que a veces superaban el millón de dólares.

Volvemos a encontrarnos aquí con el mismo comportamiento de las instancias oficiales que, al igual que ocurrió en Francia con los estragos provocados por la vacuna contra la hepatitis B, indemnizan en silencio a sus víctimas mientras insisten en negar que exista problema alguno.

David Kirby ha hecho notar que los tribunales conceden compensaciones más fácilmente si los abogados llaman al autismo por otro nombre, como encefalitis aguda diseminada, un trastorno neurológico caracterizado por la inflamación del cerebro y que puede llevar a un retraso generalizado del desarrollo, es decir, a un retraso de conducta. Así pues, esta denominación permite repetir que la vacuna SPR no está relacionada con el autismo. Y Kirby pregunta:

> ¿Qué importancia tiene un diagnóstico de autismo o de trastorno cerebral para aquellos que saben que quizá su hijo ya no será normal nunca más por culpa de la vacuna? A Robert Kennedy y a mí mismo nos encantaría poder tranquilizar a los padres diciéndoles que el programa nacional de vacunación es 100% inofensivo para todos los niños, y que ninguna evidencia permite relacionar el autismo con las vacunas. Pero eso es falso, como han demostrado al menos dos casos que comparecieron al juicio.

De este modo, a finales de febrero de 2009 supimos que el Tribunal había concedido 810.000 dólares de compensación e intereses a la familia de Bailey Banks, un niño de diez años, más una cantidad que podría variar entre 30.000 y 40.000 dólares para su atención médica. El juicio, que data de junio de 2007, estipula que está claro que la vacuna SPR es la responsable de su situación.

Robert Kennedy júnior recuerda que durante sesenta años la industria del tabaco defendió un producto que mataba a 1 consumidor de cada 5, lo que surgió en el transcurso de los millares de procesos judiciales emprendidos por las víctimas y sus familias. La defensa de las empresas, idéntica a la de los laboratorios farmacéuticos, afirmaba que no había podido establecerse nunca relación alguna entre el tabaco y el cáncer de pulmón, lo que se burlaba de todas las investigaciones científicas independientes. Kennedy añade que, si se consideran todos los casos en que al autismo se lo llama de otra manera, habría que reevaluar la cifra de 1 niño afectado por cada 150, que es la que se admite oficialmente.

El 10 de mayo de 2011, la asociación *Safe Minds*, fundada en el año 2000 para denunciar la relación entre el mercurio de las vacunas y el autismo, nos dio a conocer que hay investigaciones recientes basadas en documentos oficiales del gobierno que aportan elementos nuevos al debate y a la controversia relacionados con la vacunación y el autismo. Estas investigaciones han demostrado que una cantidad sustancial de niños que se volvieron autistas después de recibir la vacuna han sido indemnizados desde 1989. De manera que desde hace más de veinte años el gobierno federal insiste en negar toda relación entre la vacuna y el autismo, al tiempo que concede indemnizaciones a los niños afectados de trastornos cerebrales, epilepsia y autismo, gracias a su programa de compensación por lesiones debidas a las vacunas (VICP, por sus siglas en inglés).

Según el director ejecutivo de *Safe Minds*, Lyn Redwood:

> Este estudio cambia considerablemente el debate sobre el autismo y las vacunas. La pregunta ya no es: ¿es posible que las vacunas provoquen el autismo? La respuesta está clara.

> Ahora debemos preguntar: ¿cuántos casos de autismo han provocado las vacunas y cómo se van a impedir nuevos estragos?

Según *Safe Minds*, la mejor manera de no ver algo es no buscarlo, claro. Para proteger a los niños, la asociación pidió que se llevase a cabo una investigación a nivel federal para descubrir los mecanismos que provocan daños en ellos. Reclamó también que el Congreso pudiese intervenir para reformar el VICP.

El estudio (*peer-reviewed*, es decir, evaluado por pares) tiene que ver con casos de niños cuyas familias recibieron compensaciones económicas y se publicó en la revisión Pace de la legislación medioambiental. Afecta a aproximadamente 1.300 niños que han sufrido daños cerebrales después de las vacunaciones. Resulta que 21 casos se han clasificado entre los síntomas de «autismo» o «similar al autismo».

Seguidamente, los investigadores identificaron a 150 familias más que habían recibido indemnizaciones y entraron en contacto con ellas para saber si sus niños estaban afectados por el autismo. De hecho, encontraron 62 casos más de un total de 83 casos de autismo. En 39 de ellos (el 47%) existía la confirmación del autismo, además de la declaración de los padres. El gobierno federal reconoció que el autismo es un caso de emergencia nacional que afecta a 1 niño de cada 110 y cuesta miles de millones de dólares al año. Si resultase que parte de los casos de autismo están provocados por las vacunas, y si se pudieran encontrar las pruebas ante las que los funcionarios no han querido abrir los ojos, el escándalo estallaría a plena luz del día. Los intentos recientes del VICP para que se desestimen 5.000 casos parecen bastante sospechosos a la vista de esas últimas investigaciones basadas en sus propios documentos.

Safe Minds pide que el Congreso proceda a realizar una investigación profunda sobre el VICP, el único organismo al que se pueden dirigir los padres de niños dañados por las vacunas.[69]

El doctor Wakefield decidió denunciar a sus acusadores ante un juzgado estadounidense, sabiendo bien que su causa está perdida en el Reino Unido, donde hay demasiados intereses en juego, incluidos los del gobierno. Lo hizo así porque en este país, es el acusado el que debe demostrar su inocencia, mientras que en los Estados Unidos es el acusador el que tiene que probar la culpabilidad del acusado. Así que denunció por difamación al *British Medical Journal* (*BMJ*); a su redactora jefe, Fiona Godlee, y al periodista que ambos apoyaron, Brian Deer. Este último había acusado en el *BMJ* al doctor Wakefield de «fraude», de «manipulación elaborada» y de estar «embarcado en una campaña de mentiras». Estas expresiones fueron recogidas en diferentes programas de televisión y repetidas al unísono por ciertos medios de comunicación franceses que no se tomaron nunca la molestia de verificar su autenticidad. Este proceso llega justo en el momento en el que la revista denuncia la falta de escrúpulos de ciertos científicos y el fraude médico. Aquí volvemos a encontrarnos con el «cazador cazado».

Además, el doctor Wakefield tiene otro argumento de peso para el nuevo proceso: un estudio llevado a cabo por la Facultad de Medicina de Wake Forest, que no pudo utilizar cuando tuvo lugar su proceso en el Reino Unido. Wake

Forest es famoso por el rigor de sus investigaciones y se lo considera una de las mejores facultades de medicina de los Estados Unidos. Uno de sus equipos examinó a 275 niños afectados de autismo regresivo y, de momento, averiguaron que de 82 de ellos, 70 presentaban los mismos trastornos intestinales y las mismas cepas de virus que la rubeola. El doctor Stephen Walker, que dirige el equipo, ha precisado claramente que de estos pocos resultados definitivos «todas las cepas víricas tenían su origen en la vacunas y no en la naturaleza», como lo publicó el equipo del doctor Wakefield en *The Lancet* en 1998.

Estos trabajos se han reproducido en veintiocho estudios por todo el mundo, en Canadá, en Venezuela, en Italia, pero nadie los cita jamás, más bien al contrario.

El *BMJ* tiene intención de luchar –¿qué otra cosa podría hacer?– pero tendrá dificultades para negar todos estos estudios, nunca antes mencionados en los debates. El doctor Wakefield calcula que la revista «se va a jugar el todo por el todo en este asunto, lo que presupone ya su derrota».

LAS VACUNAS HEXAVALENTES

Yo llamo a esto vacunomanía. Hemos llegado a un punto en que ya no es defendible a nivel científico. Introducir nuevas vacunas en los cuerpos, sin saber cómo pueden afectar con el tiempo a las funciones del sistema inmunitario. Esto bordea la criminalidad.

Nicholas Regush,
periodista médico

Desde el 12 de junio de 2008, la DTPolio®, la única vacuna obligatoria en Francia, es víctima de una «suspensión temporal en su distribución», con retirada de todos los lotes que existen. Esta vacuna no ha vuelto al mercado, aunque es la única vacuna antidifteria-tétanos-poliomielitis que dispone de un certificado de la Asociación Médica Mundial para los niños menores de seis años. Esta medida, tomada por la AFSSAPS de acuerdo con el fabricante Sanofi-Pasteur MSD, viene motivada por el «aumento importante del número de reacciones como consecuencia de la vacunación con DTPolio® desde el inicio del año 2008». Esta vacuna, que se consideró notable, eficaz y sin efecto secundario alguno, se ha retirado urgentemente una vez más, mientras que la revista *UFC-Que Choisir* del 13 de junio de 2008 nos advertía:

> Los padres de niños que hayan sido vacunados en las últimas veinticuatro horas deben consultar al médico en caso de manifestaciones alérgicas (urticaria, hinchazón facial, dificultades respiratorias). Las personas que estén en posesión de la vacuna deben devolvérsela al farmacéutico. La distribución de la vacuna DTPolio® ha sido suspendida, la Agencia Francesa para la Seguridad Sanitaria de los Productos para la Salud indica que puede ser sustituida por el Revaxis®.

Es evidente que esta información había sido proporcionada por las autoridades encargadas de la vacunación.

UNA EXCEPCIÓN EXTRAORDINARIA

Emplear el Revaxis® parece muy sencillo, pero esta vacuna combinada, indicada «para adultos, como recordatorio de una vacunación anterior, para la prevención conjunta de la difteria, el tétanos y la poliomielitis», puede «administrarse a título excepcional a los niños a partir de seis años de edad como recordatorio de una vacunación anterior, especialmente en el contexto de escasez de la vacuna antidiftérica, antitetánica y antipoliomielítica (DTPolio®) recomendada conforme al calendario de vacunaciones». Así que, oficialmente, esta vacuna solo puede administrarse «a título excepcional», y únicamente a niños de más de seis años. Y los padres no saben qué hacer cuando se les pide esta vacuna para que sus hijos entren en la guardería o a la escuela antes de esa edad.

Los servicios públicos de «salud», que lo tienen todo previsto menos los incidentes, aconsejan ahora que se la sustituya por la vacuna hexavalente InfanrixHexa®, destinada a los lactantes, cuyo precio de venta al público es 40,76 euros y se reembolsa al 65%. Además de lo que contiene la DTPolio®, esta vacuna incluye las valencias contra la tosferina, el *Haemophilus influenzae* (una bacteria que provoca meningitis) y la hepatitis B. En otras palabras, los lactantes serán vacunados con vacunas no obligatorias, entre ellas la de la hepatitis B, sin que la mayoría de los padres estén informados de ello.

La Liga para la libertad de las vacunaciones hace notar que los efectos no deseados de las valencias no obligatorias no se cubren por la responsabilidad del Estado, ya que este no las exige. De modo que la Liga estima con todo derecho que la obligación de la vacunación contra la difteria, el tétanos y la poliomielitis quede suspendida durante el período en que no se pueda disponer de la vacuna DTP. Así pues, aconseja a sus afiliados que su médico les expida un certificado de que «el niño no puede recibir la vacuna DTP obligatoria, ya que esta ha sido retirada del mercado. Las demás vacunas no corresponden al carácter legal de la obligación de vacunación en Francia. Esta situación será reconsiderada cuando la vacuna esté disponible de nuevo». La Liga recuerda también como argumento que la obligación de la DTP se satisface por medio de tres inyecciones administradas en el intervalo de un mes, seguidas de un recordatorio al año siguiente. Así pues, los demás recordatorios no son obligatorios.[70]

UN ALTO RIESGO ALÉRGICO

El doctor Le Houezec indica que con siete antígenos polisacáridos y siete proteínas portadoras (ya que es una vacuna combinada) la vacuna hexavalente InfanrixHexa® lleva en total veinticinco antígenos, además de aluminio, fenoxietanol y dos antibióticos. Así pues, se esperan «problemas graves en los meses y años por venir entre los lactantes y los niños pequeños de Francia».

Por su parte, el doctor Dominique Le Houezec, pediatra y consejero médico de la asociación de víctimas de la vacuna contra la hepatitis B (REVAHB), comenta:

> Seguro que el Ministerio espera que con esta astuta técnica se aumente la cobertura de vacunación contra la hepatitis B en nuestro país, cobertura que se ha estabilizado en aproximadamente el 30%, a pesar de todos los mensajes tranquilizadores acerca de la completa inocuidad de esta vacuna. Algunos meses o años después, los padres descubrirán con estupor que su lactante fue vacunado contra la hepatitis B sin que ellos lo supieran. Además, los niños se arriesgan a recibir dos veces la vacuna contra la hepatitis B, una vez con esta vacuna y otra vez de forma separada si los padres quieren ver a otro médico que no preste atención y que no vea más que la casilla de la vacuna contra la hepatitis B en el carnet de vacunaciones se quedó en blanco».

El doctor Le Houezec hace mención a que la vacuna se dirige efectivamente contra seis enfermedades, pero que contiene once antígenos diferentes: uno para la difteria, uno para el tétanos, tres para la tosferina, uno para la hepatitis B, tres para la polio y dos para el *Haemophilus*. Y añade:

> Además, el calendario actual de vacunaciones recomienda que se aplique el mismo día, en un lugar diferente, la vacuna Prevenar®, que lleva siete valencias de neumococos. Así pues, eso son seis más siete; por lo tanto, se propone que se administren trece vacunas a un lactante de dos meses de edad el mismo día... ¿Se puede decir más claro?

En lo que se refiere al Prevenar®, oficialmente «no se ha podido realizar ningún estudio prospectivo controlado para juzgar la eficacia de la vacuna contra la meningitis neumocócica, por el hecho de su bajísima incidencia». En realidad existen informes de cuantiosas reacciones graves que, evidentemente, no representan más que la parte emergida del iceberg. Pero eso no impidió que el 27 de enero de 2009 el Comité Nacional de Farmacovigilancia decidiese por unanimidad suspender la vigilancia de los efectos no deseados de esta vacuna.

UNA RETIRADA SOSPECHOSA

La vacuna hexavalente Hexavac®, distribuida en Europa por Sanofi-Pasteur y utilizada en Francia desde 2003, también fue retirada de la venta en septiembre de 2005. De hecho, la Agencia Europea de los Medicamentos encontró en ciertos estudios una disminución de la protección a largo plazo respecto a la hepatitis B. Es evidente que esta insuficiencia habría debido detectarse durante los estudios clínicos anteriores a su puesta en el mercado. Esto hace pensar que la única y verdadera razón de esta retirada es, indudablemente, el importante número de muertes súbitas de lactantes que se revela en varios estudios. Al retirar la vacuna, el laboratorio evita que se haga una investigación al respecto. Por ejemplo, la autopsia estableció que en 6 muertes producidas en las cuarenta y ocho horas siguientes a la inyección los bebés presentaban numerosas anomalías en el cerebro.[71]

Sin embargo, con ocasión de la retirada de esta vacuna, la Agencia Francesa de Farmacovigilancia se mostró tranquilizadora al reafirmar que «la relación beneficio-riesgo de estas vacunas combinadas, que se utilizan para proteger contra seis enfermedades infecciosas graves, es favorable» y que «no se nos ha informado de ningún caso de muerte súbita en Francia». Por sí solo, este comunicado ya contiene numerosas mentiras, particularmente en lo que se refiere a la amenaza de «enfermedades infecciosas graves». Por una parte, el tétanos no amenaza a ningún niño nacido de una madre que goce de buena salud y en un país en el que la higiene no esté bajo escrutinio. La enfermedad no es contagiosa, o sea, no se transmite por contacto de persona a persona y, al contrario que las demás enfermedades infantiles, esta no es inmunizante.

En su obra *La catástrofe de las vacunaciones obligatorias*, el profesor Jules Tissot, un auténtico sabio como los de antes, se extrañaba: «Ya que un enfermo de tétanos que se cura no queda nunca inmunizado contra un segundo ataque, ¿cómo podría proteger mejor una vacuna contra la enfermedad?».

Por lo demás, aproximadamente el 50% de los enfermos sanan de forma espontánea, cosa que se nos oculta cuidadosamente, y entre los aproximadamente 26 casos de tétanos que hay al año en Francia, la media de edad es de setenta y ocho años. De esta manera podemos medir lo ridículo que es el miedo que se ha propagado a la población, sobre todo entre las madres cuyos hijos no arriesgan absolutamente nada.

Por otra parte, *The Lancet* publicó en 1994 un artículo muy interesante sobre el *Haemophilus*: en cultivos de líquido cefalorraquídeo de pacientes enfermos de meningitis se ha notado que, además de estreptococos y meningococos, se había formado una colonia de *Haemophilus* cuando la vacunación se había extendido ampliamente.

Con respecto a la tosferina, digamos que es una enfermedad benigna. Todos los especialistas reconocen que la vacuna contra ella es la más peligrosa de todas las vacunas rutinarias administradas a los niños, por las complicaciones neurológicas que provoca.[72] En 1984, el Laboratorio Británico de Investigaciones Epidemiológicas publicó un estudio donde se llegaba a la conclusión de que «tras el descenso de la vacunación contra la tosferina, los ingresos hospitalarios y los casos de muerte debidos a la vacuna se han reducido de manera inesperada». El doctor John Menkes, catedrático emérito de neurología y pediatría de la Universidad de California en Los Ángeles cuyos trabajos sobre las enfermedades metabólicas del sistema nervioso han sentado cátedra, denuncia los efectos neurológicos que se presentan tras la vacunación contra la tosferina y critica vigorosamente a quienes afirman que esos efectos no revelan otra cosa que coincidencias. Desde hace muchísimo tiempo, los alemanes han suprimido la vacunación generalizada contra esta enfermedad de su calendario de vacunaciones. Para ellos, la disminución de la tosferina no tiene nada que ver con la vacunación, que presenta más peligros que la no vacunación.

En el transcurso de unas jornadas de vigilia sanitaria organizadas por el instituto del mismo nombre (InVS), el 29 y el 30 de noviembre de 2007, Anne Castot, del Departamento de Gestión de Riesgos, de las Buenas Prácticas y de la Información sobre Medicamentos de la AFSSAPS, reconoció que existía «una infranotificación muy definida de los efectos no deseados de las vacunas» y subrayaba la necesidad de disponer de «un método más prospectivo» para poder captar «cualquier señal débil, para no tener que esperar demasiado», con el fin de detectar lo antes posible «un riesgo emergente tras la autorización de puesta en el mercado». ¿No sería preferible detectar ese riesgo antes de la puesta en el mercado, mejor que tras la inyección de ese producto en millares de niños?

ARTE EXPLICA LA RETIRADA DE HEXAVAC®

El 27 de noviembre de 2007, *Arte* presentó, en el marco de su programa *Thema*, un documental titulado «¿Es vacunar un acto insignificante?». En este reportaje se pasaba revista a los beneficios de la vacunación, pero también a los riesgos que puede provocar. Evidentemente, insistía sobre el hecho de que pandemias como la viruela o la poliomielitis se pusieron a raya con la vacunación, lo que, como ya he indicado, es falso. No obstante, este documental, que se rodó en gran parte en Alemania, fue una verdadera primicia sobre el tema de las vacunas hexavalentes. Así conocimos que «casi a diario se transfieren cuerpos de niños al Instituto forense de Múnich para hacerles allí la autopsia a petición de la fiscalía».

Randolf Penning, catedrático de medicina legal que ha practicado más de 10.000 autopsias en veinticinco años de su carrera, comenta este fenómeno así:

> En 2002, en el período de un mes, procedimos por casualidad al examen de varios cuerpos de niños que habían sido vacunados un poco antes. Observamos que tenían el cerebro muy duro; para nosotros eso es una señal de una posible muerte por asfixia. Ni nosotros ni la policía pensamos que pudiese tratarse de homicidios; sin embargo, las muertes eran sospechosas. De 120 niños examinados, 6 de ellos habían muerto el mismo día, o al siguiente, de la vacunación. Esta multiplicación de casos nos puso sobre alerta. En Alemania hay aproximadamente 300 médicos forenses y todos nos conocemos unos a otros. He hablado con varios colegas míos que habían observado casos así. Según ellos, todo parece indicar que hay una relación entre las vacunas hexavalentes y las muertes el mismo día, o en las cuarenta y ocho horas siguientes a la vacunación.

El profesor Penning y sus colegas publicaron sus trabajos el 18 de mayo de 2005 en la revista *Vaccine*.[73]

Aunque esos médicos no acusaron a las vacunas, sino solamente a la combinación de ciertas de ellas, fueron marginados inmediatamente en su profesión:

> Conseguimos que nos amonestase gente que tiene relaciones estrechas con la vacunación. Se trataba de miembros

> del Comité Permanente de Vacunaciones de Francia. [...] Es descorazonador. Uno intenta iniciar un debate científico y le dan el chivatazo de que la profesión le tomará por un alborotador o por un chiflado.

Está bien que los médicos que nunca ponen en duda el dogma de la vacunación observen por sí mismos hasta qué punto es peligroso abordar el asunto, incluso tomando infinitas precauciones, y comprueben la ley del silencio que reina sobre este tema en todo el mundo.

Según el documental de *Arte*, la investigación decidida por el laboratorio alemán Paul Ehrlich sobre los efectos de las vacunas hexavalentes parece haber estado en el origen de la retirada de la vacuna de Sanofi-Pasteur MSD por el laboratorio, retirada que dejó sola en la pista a la vacuna de GSK, que, sin embargo, no parece menos peligrosa.

De todas maneras, el EMEA acaba de volver a examinar el perfil de seguridad de las vacunas hexavalentes, y ha llegado a la conclusión de que «la relación beneficio-riesgo de estas vacunas permanece sin cambios». Según este comité, «basándonos en los datos existentes no es posible establecer una relación de causalidad entre la vacunación y las muertes de niños producidas en Alemania y Austria, entre noviembre de 2000 y marzo de 2003, dentro de las veinticuatro horas siguientes a la administración de estas vacunas; de hecho, no se pueden descartar otras causas (víricas y metabólicas en particular)». Sin embargo, para 6 de los casos examinados es ridículo afirmar que el hecho de que las muertes hayan ocurrido el mismo día o el siguiente de la vacunación solamente muestra una casualidad. Por otra parte, es conocido que este tipo de complicaciones puede presentarse hasta siete días después de la vacunación, e incluso más tarde. ¿Cuántos muertos más harán falta para que esto cambie?

No olvidemos que en los Estados Unidos existe un importantísimo número de casos en los que la «muerte súbita (e inexplicable) del lactante» fue relacionada con la vacunación contra la hepatitis B, como ocurrió en el caso del bebé de Michael Belkin (ver la página 99). Como está incluida en la vacuna hexavalente, al ser esta una mezcla de vacunas, es evidente que el riesgo de efectos secundarios será superior. Todo esto con el único pretexto de que hay que simplificar la vida de los padres y disminuir las molestias que se causan a los bebés ¡reduciendo el número de inyecciones gracias a las vacunas hexavalentes!

NUESTRO SISTEMA INMUNITARIO

Podríamos comparar al sistema inmunitario con el teclado de un piano. La parte antígeno-anticuerpo representaría una sola tecla.

Doctor Jacques M. Kalmar

Si hacemos como Jacques Kalmar y comparamos el sistema inmunitario con el teclado de un piano, podríamos compararlo también con un ejército que se pone en marcha tan pronto como aparece un agresor por el horizonte. La inmunidad se construye poco a poco, durante años, a medida que se va encontrando con «enemigos»: microbios, bacterias y virus de enfermedades infantiles. A estos enemigos se los llama «antígenos» y a las armas de que dispone la inmunidad, «anticuerpos». Cada antígeno da lugar a la formación de anticuerpos específicos. Una vez que el sistema inmunitario ha producido un tipo de anticuerpo, lo almacena para el caso de que se presente de nuevo el antígeno. Así pues, la infección solamente se manifestará con ocasión del primer ataque del antígeno, ese es el momento en que el sistema inmunitario produce sus armas. En el lado opuesto, la vacunación se dirige a la supervivencia de los virus o de los antígenos contenidos en la vacuna, lo que tiene el riesgo de provocar reacciones autoinmunes si el cuerpo intenta destruir las células infectadas. Así es como las enfermedades infecciosas de la infancia contribuyen a forjar el sistema inmunitario y ayudan a instalar una inmunidad duradera. Cada enfermedad infantil posee una especificidad en relación con el organismo, y las enfermedades de la infancia, en conjunto, forjan las defensas inmunitarias para proteger mejor el organismo del adulto.

VACUNAS E INMUNIDAD

Se supone que la vacunación sirve para estimular artificialmente una reacción inmunitaria contra una o varias enfermedades infecciosas específicas. Como reacción a la introducción de los antígenos contenidos en la vacuna, el sistema inmunitario debe producir anticuerpos. Se considera que el dúo antígeno-anticuerpo es suficiente para otorgar una protección. Trevor Gunn, bioquímico inglés que ha comparado desde hace mucho tiempo la inmunidad natural con la de las vacunas, hace notar sin embargo que «la evidencia clínica de las vacunas reside en la propiedad inquebrantable que tienen de estimular la producción de anticuerpos en un recipiente de laboratorio. Lo que es mucho menos evidente es comprender si esta producción de anticuerpos otorga o no la inmunidad». Así pues, es una falacia afirmar que la estimulación inmunitaria provocada por una vacuna garantiza la inmunidad perfecta de una persona, ya que nunca se comparan las tasas de anticuerpos antes y después de una vacunación. Además, los anticuerpos de las vacunas duran poco y las tasas observadas tras las vacunaciones son inferiores por lo general a las que se pueden encontrar después de las enfermedades.[74] Si la presencia de anticuerpos fuese garantía de seguridad, no estaríamos obligados a imponer recordatorios para «asegurar» el restablecimiento de la inmunidad. En verdad nadie sabe realmente lo que ocurre con las vacunas a nivel inmunitario.

LAS EPIDEMIAS NO PERDONAN A LOS VACUNADOS, SINO AL CONTRARIO

Nos ocultan también que una cobertura alta de vacunación no impide que se produzcan epidemias recurrentes con tasas elevadas de complicaciones. De esta manera, tomando el ejemplo del tétanos, los doctores Crone y Rider mencionaban en la revista médica *Neurology* (T42-1992) el caso de un paciente afectado de tétanos grave: su tasa de anticuerpos era tres mil trescientas veces superior a la tasa considerada como protectora porque había sido inmunizado de cara a fabricar una inmunoglobulina antitetánica. Igualmente, en 1991, en el hospital de Dar-es-Salaam, en Tanzania, de cada 10 casos de tétanos en recién nacidos, 9 de las madres tenían tasas de anticuerpos cuatrocientas veces superiores a la tasa protectora, en teoría, lo suficientemente grandes como para proteger al bebé. Numerosos trabajos han establecido que las epidemias se declaraban entre los niños perfectamente vacunados contra toda clase de enfermedades. El *New England Journal of Medicine* del 7 de julio de 1994 informaba que el 80% de los niños que tuvieron la tosferina también estaban vacunados.

En Suecia, la bajada de la mortalidad debida a la tosferina no se modificó con la introducción de la vacuna, pero la tasa continuó bajando cuando la retiraron por causa de sus efectos secundarios.

En enero de 2009, en los Estados Unidos, se declararon 12 casos de tosferina en la región de Hunterdon, en el estado de Nueva Jersey. John Beckley, director de Sanidad del condado, admitió que no era común tener tantos casos juntos entre niños vacunados en un espacio de tiempo tan limitado. Dawn Thomas, portavoz del Ministerio de Sanidad, confirmó que no se había indicado ninguna epidemia de tosferina, aunque hubo 229 casos en 2007 y 301 en 2006. Todos los niños contagiados habían recibido entre los dos y los dieciocho meses cuatro dosis de esta vacuna, y una dosis de recuerdo nada más escolarizarse.[75] Los poderes públicos admitieron que la inmunidad debida a vacunaciones se debilita entre los siete y los nueve años, aunque no existen vacunas para los niños de esa edad (pero la hubo enseguida para los de más de diez años).

En un artículo del *Australian Journal of Medical Technology*, el virólogo B. Allen informó del caso de un grupo de soldados que estaban vacunados contra la rubeola y que, pese a que se mostraba presencia de anticuerpos, contrajeron igualmente la enfermedad en una proporción del 80%. Los doctores Anderson y Skaar, que estudiaron 2.709 casos de poliomielitis, observaron un aumento significativo de esta enfermedad en las pocas semanas que siguieron a otra vacunación que volvió agresivo al virus de la polio. Así fue como se observaron picos epidémicos algunos años después de la vacunación sistemática contra la difteria.[76] Actualmente hay numerosos casos de epidemias de poliomielitis que se producen también con ocasión de las campañas de vacunación contra ella. Uno de estos casos sucedió en 1986, en una zona de África occidental donde se habían respetado las recomendaciones de la OMS poniendo en práctica la vacunación a gran escala contra esta enfermedad, que por entonces se creía en vías de erradicación.

Ocurrió lo mismo en 2001 en la India, en el estado de Bihar, donde 19 niños de edades comprendidas entre los siete y los cuarenta y nueve meses se contagiaron de la enfermedad aunque habían recibido de una a diez dosis de la vacuna contra la polio. Según los expertos pediatras, sería posible que el virus atacase a los niños, incluso vacunados, si su sistema inmunitario está debilitado –algo que ocurre casi siempre en ese país–, porque no desarrollan anticuerpos.[77] En resumen, en 2008 hubo 1.655 casos de virus en estado natural, contra 1.315 en 2007, además de 79 casos de virus de la polio derivados de cepas de vacunas, contra 72 en 2007.

En 1988, la Asamblea Mundial de la Salud definió la erradicación de la poliomielitis como «la interrupción a escala internacional de la transmisión del virus de la polio en estado natural». Sin embargo, los datos científicos más recientes muestran que la erradicación necesita también que se deje de utilizar sistemáticamente la vacuna, ya que de no ser así la reintroducción continua de los virus de la polio, incluso atenuados por la vacunación, conducirá a epidemias de esta enfermedad generadas por la existencia de virus circulantes de la polio derivados de una cepa de vacuna.[78] Después de la erradicación del virus en estado natural, el virus de la vacuna podría tomar las mismas rutas por medio de las aguas utilizadas, lo que permitiría que persistiesen las epidemias. El doctor Yves Couzigou ya nos había prevenido:

> Las vacunas, lejos de ser una barrera protectora frente a los no vacunados, son, por el contrario, peligrosas y pueden contagiar al resto de la población, ya que se ha demostrado que los vacunados pueden ser portadores y transmisores de virus poliomielíticos por vía intestinal, y quizá por otras vías también.

Estas preocupantes palabras no han sido recogidas nunca por los medios de comunicación, que también ignoran los trabajos del doctor Morton Klein, de Filadelfia, el cual subraya que el 95% de la gente está inmunizada de forma natural contra la poliomielitis fuera de toda vacunación.

La vacuna contra el sarampión es otro ejemplo de la no fiabilidad de los anticuerpos. En los Estados Unidos, en 1993, más de un 25% de los casos de sarampión se produjeron entre niños de menos de un año de edad. Los CDC atribuyeron esta particularidad al número de madres vacunadas entre 1960 y 1980, explicando que, al haberse destruido la inmunidad natural por la vacunación, ¡ya no puede transmitirse a los bebés como antiguamente!

La mayoría de las personas contagiadas por las epidemias presentan una disminución progresiva de la inmunidad tras la vacuna. Eso explica muy bien el fracaso de la vacunación, y sobre todo el retroceso del promedio de edad en la que aparece la enfermedad. Es bien sabido que en los segmentos de población de más edad, los efectos secundarios son frecuentemente más graves y la mortalidad se multiplica por diez.

¿CÓMO EXPLICAR LA INEFICACIA DE LAS VACUNAS?

Según Jacqueline Bousquet, bióloga e inmunóloga:

> Al inyectar en el organismo sustancias tóxicas peligrosas, el acto de la vacunación lo debilita siempre. Toda agresión contra la barrera cutánea es una violación que pone en marcha al sistema inmunitario, ya que la información no ha podido pasar entre las polaridades de la membrana para adaptarse al sistema receptor. También se inyectan metales, olvidándose de que estos no actúan jamás directamente, sino por acoplamiento con las proteínas a las que transfieren sus vibraciones, o dicho de otra manera, sus informaciones. Al no reconocer las formas minerales, el cuerpo las enquista mientras espera poder deshacerse de ellas, sin evitar no obstante el efecto nefasto del metal, que está ávido de información y la toma de donde haya más, es decir, de la vitalidad. Por este hecho, en la mayoría de los casos, en los niños vacunados disminuye la vitalidad y sus reacciones inmunitarias se atenúan.

Tim O'Shea, psicólogo y quiropráctico de California, comenta que la naturaleza necesitó un millón de años para poner a punto un sistema inmunitario capaz de producir una respuesta inflamatoria ante los agentes extraños. Es un mecanismo de supervivencia. Según él:

> El hecho de incorporar agentes extraños a la sangre de nuestros hijos, año tras año, no puede hacer otra cosa que alterar el genoma humano [...] Estas transformaciones en el seno de nuestra especie se dan en un ámbito que no se ha estudiado

nunca. La industria de las vacunas ignora completamente las alteraciones a largo plazo de las cargas víricas.

Para O'Shea, a lo largo del proceso evolutivo, la naturaleza ha hecho de todo para proteger a la sangre del entorno exterior, y asegura: «Si la naturaleza misma ha querido salvaguardar siempre el carácter sagrado de la sangre humana y lo ha organizado todo en este sentido, ¿podemos nosotros imaginar que lo sabemos y lo hacemos mejor que ella?».

Cierto es que O'Shea no es ni médico ni virólogo y, por consiguiente, su opinión no es «científica». Sin embargo, sus conocimientos en la materia sobrepasan con mucho los de algunos científicos reconocidos que no han estudiado nunca el tema. Por otra parte, generalmente el *lobby* de las vacunas y las instancias de salud no toman en cuenta la opinión de los virólogos. Y no obstante son estos los mejor situados para conocer los virus y los peligros que tienen sus mutaciones.

Según el doctor Richard Moscowitz, de Boston, las vacunas rodean todas las barreras que protegen al cuerpo humano de las agresiones extrañas al inyectar directamente en la sangre virus y sustancias peligrosas; esto les da acceso al sistema inmunitario, que no tiene medios para librarse de ellos después. «Una vacunación, sea la que sea, es siempre un ataque contra el organismo, biológica e inmunitariamente hablando», indicaba por su parte el profesor R. Bastin hace más de veinte años.[79] Los doctores John Criss Hoffmann y Harold Buttram, de la Academia Estadounidense de Medicina Medioambiental), lo confirman: «Las vacunaciones a corta edad no pueden ayudar, porque tienen efectos peligrosos para el sistema inmunitario del niño. Es posible que dejen este sistema tan deteriorado que ya no pueda proteger al niño durante toda su vida, lo que abre la vía a otras enfermedades por causa de una disfunción inmunitaria».

LOS EFECTOS NO DESEADOS DE LAS VACUNAS SOBRE EL SISTEMA INMUNITARIO

El doctor Barthelow Classen reveló en el *New Zealand Medical Journal* del 24 de mayo de 1996 una relación probable entre la vacunación contra la hepatitis B y la diabetes insulinodependiente. De hecho, en 1988, en Nueva Zelanda se emprendió una campaña de vacunación masiva y el 70% de los niños menores de dieciséis años recibió la vacuna. En el transcurso de los tres años siguientes se dio un aumento del 60% de diabetes insulinodependientes. El doctor Classen declaró que este aumento de la diabetes se debía a la liberación de interferonas que desencadenó la vacunación. En algunos pacientes se desarrolló también una hiperactividad del sistema inmunitario que conduce a la destrucción de las células que segregan insulina.

El 5 de abril de 2008, el doctor Classen publicó en *The Open Endocrinology Journal* un estudio que demostraba que la diabetes tipo 2 se había reducido un 50% en Japón, gracias únicamente a la retirada de una vacuna contra la tuberculosis. Esta disminución se manifestó mientras hacía estragos un recrudecimiento de casos de diabetes tipo 2 y de los síndromes metabólicos asociados con la obesidad, con un nivel alto de colesterol en sangre y con una tensión arterial alta. En el caso de los niños japoneses, la relación entre vacuna y diabetes no se debió a la destrucción de las células que segregan insulina, sino a un aumento del cortisol, que se supone que debía suprimir la inflamación provocada por la vacuna. La acumulación del cortisol puede conducir a la diabetes tipo 2. Para el doctor Classen, cuyos trabajos acepta ahora ampliamente la comunidad científica, «vacunar a los diabéticos y a sus personas cercanas es una práctica muy arriesgada».

El sistema inmunitario, debilitado por las vacunaciones rutinarias

La revista *Le Concours Médical* del 20 de enero de 1974 recordaba que «el capital inmunitario se encuentra sustancialmente debilitado entre los numerosos niños que están sometidos a programas constantes de vacunación». El doctor Archie Kalokerinos dirige el hospital de Bingara, en Australia; es consejero médico de la Salud de los Aborígenes; miembro vitalicio de la Real Sociedad de la Salud; miembro de la Academia Internacional de Medicina Preventiva, así como de la Academia de Ciencias de Nueva York, y autor de numerosas publicaciones científicas, particularmente sobre las vacunas. Junto con su colega, el doctor Glen Dettmann, del Instituto de Investigaciones Biológicas de Australia, confirmó que el sistema inmunitario se muestra muy dañado a continuación de las vacunaciones rutinarias. Ambos se dieron cuenta de que los linfocitos T movilizados por las vacunas se volvían incapaces de reaccionar o de defenderse contra otros antígenos, infecciones o enfermedades.

EL IMPACTO DE LA VACUNA

La administración de una vacuna provoca una perturbación del sistema inmunitario y cortocircuita las defensas naturales del organismo. Todas las vacunas pueden provocar un shock anafiláctico (reacción de tipo alérgico con consecuencias ocasionalmente graves) cuya evolución es imprevisible. Estas manifestaciones pueden aparecer repentinamente, de uno a tres minutos después de una inyección subcutánea o intradérmica, o de dos a tres horas después de una inyección medicamentosa (intravenosa o intramuscular). La evolución del shock anafiláctico sigue siendo imprevisible tras la recuperación terapéutica. Para *La Revue du practicien*:[80] «Una vigilancia de al menos doce horas en un medio hospitalario es obligatoria, porque la muerte puede ocurrir rápidamente». Pero la mayoría de las veces los niños vacunados se van asu casa, sin vigilancia médica alguna.

El impacto puede sentirse también a nivel cerebral. El doctor Buchwald, ya mencionado, cuenta en su obra *Vacunaciones, el mercado de la angustia* que su colega, el doctor Radtke, estudió el electroencefalograma de 58 niños sanos que acababan de pasar por su primera vacunación. El día que se hizo el examen, solamente 34 de estos niños presentaron un electroencefalograma sin cambios. Por el contrario, entre los otros 24 las líneas revelaban transformaciones que demuestran que el cerebro de los niños reacciona muy a menudo a la vacunación, incluso si no se llega a desencadenar una patología inmediata.

Hace más de treinta años, en su obra *Tendencias de la medicina contemporánea*, el profesor Delore ya había prevenido a sus pares: «Si seguimos generalizando y multiplicando el uso de las vacunas, podemos concebir que desde ahora a dentro de algunos decenios verá la luz una patología nueva, la de las sociedades vacunadas». No solamente las hemos generalizado y multiplicado, sino que las hemos combinado, por lo que el organismo de los niños debe enfrentarse a varios virus al mismo tiempo, lo que no sucede jamás con los virus en estado natural.

El doctor Walter Spitzer, catedrático emérito de epidemiología de la Universidad McGill, en Canadá y profesor de medicina clínica de la Universidad de Stanford, en California, además de miembro de la Real Facultad de Medicina de Canadá, de la Facultad Estadounidense de Epidemiología y del Instituto de Medicina de la Academia Nacional de Ciencias, cree que es muy verosímil que exista una relación entre las vacunas y las enfermedades crónicas. En 1981, sus trabajos fueron recompensados con el premio de la organización Científicos de la Salud Nacional de Canadá. El doctor Spitzer confirmó esta relación en el transcurso de la conferencia internacional sobre la vacunación, organizada por el Centro Nacional de Información sobre las Vacunas, que tuvo lugar en Washington del 8 al 10 de septiembre de 2000. Durante esa misma conferencia, el doctor Marcel Kinsbourne, especialista en psicología y neurología infantiles, dedicó su intervención a los trastornos del comportamiento y los edemas cerebrales tras la vacunación. Este médico es mundialmente reputado por sus investigaciones sobre la hiperactividad y el déficit de atención.

Una cantidad creciente de investigadores y médicos está en desacuerdo con los esquemas actuales de las vacunaciones, porque observan el declive de la salud de los niños. El Ritalin®, el Prozac®, los antidepresivos y los inhaladores son moneda corriente en nuestras escuelas. A pesar de la multiplicación de las vacunas, que se supone deben protegerlos, nuestros niños están cada vez más enfermos. Pero el concepto de vacunación se ha convertido en una ideología tal que iguala ciertos fanatismos religiosos de carácter histórico.

PLANTEAR EL SISTEMA INMUNITARIO DESDE OTRO ÁNGULO

Vivir con los microbios y los virus

Es importante que consideremos que los microbios no son nuestros enemigos. La mayoría son endógenos, es decir, están presentes en el organismo de manera natural y colaboran en el mantenimiento de la vida. Existen más bacterias en nuestros intestinos que células tenemos en el cuerpo, y sin esas bacterias no podríamos vivir. Esos componentes celulares no son «agresores venidos de fuera» y no quieren atacarnos; solamente quieren vivir y no se vuelven peligrosos por su proliferación más que cuando nuestro organismo está desequilibrado. Así pues, los microbios son los testigos de la enfermedad, más que la causa. Por lo tanto, parece una aberración que queramos inmunizar un organismo contra sus propios componentes.

Ya en 1883, el coronel John Shaw Billings, cirujano del ejército estadounidense y especialista en salud pública, indicó que «la simple introducción de microbios en un organismo vivo no provoca automáticamente su multiplicación y la enfermedad. El estado en que se encuentre el propio organismo tiene mucho que ver con el resultado». Porque si el microbio fuese el único responsable, todos los individuos que estuviesen en contacto con él deberían caer enfermos, lo que está lejos de ser el caso.

Igualmente, el doctor Claude Bernard* se preguntó que, si el microbio era el único responsable, cómo entonces se podía explicar que las enfermeras que cuidaban a los tuberculosos no se contagiasen. De ello dedujo que debía de

* N. del T.: el doctor Bernard fue un famosísimo biólogo teórico, médico y fisiólogo francés, fundador de la medicina experimental.

existir una tendencia innata o adquirida a desarrollar ciertas patologías, independientemente de los microbios. En sus numerosos trabajos llegó a la conclusión de que «el microbio no es nada, el campo lo es todo». Es llamativo que a pesar de la admiración justificada que se concede a este personaje, se persista en practicar una medicina de masas, cuando él mismo lo dejó muy claro: «Yo no cuido al hombre en general, yo cuido al individuo en particular». Por el contrario, los partidarios de la vacunación, que no se atreverían a criticar a Claude Bernard, no dudan en vacunar de la misma forma a todos los individuos, ya tengan un día de edad o cien años, ya pesen tres kilos o cien, ya estén sanos o enfermos, y no llevan la cuenta de los niños que ya han contraído la enfermedad.

Así que ciertos agentes patógenos pueden perdurar en los tejidos sin generar enfermedad, pero hay otros que pueden desencadenar una enfermedad a pesar de la presencia de anticuerpos. Sin embargo, no se ha emprendido estudio alguno sobre este proceso, porque la mayoría de los científicos se atrincheran tras la protección concedida por los anticuerpos. No se preguntan nunca lo que realmente ocurre al nivel del virus, ya que es sumamente difícil controlar la evolución del ADN y de los elementos más minúsculos de nuestras células. Desde hace años, el doctor Robert Gallo, especialista del sida, viene repitiendo que los virus vivos pueden despertar una infección durmiente como la del VIH, pero se vacuna en especial a personas de riesgo, sin prevenirles de los posibles problemas.

La estrategia guerrera no siempre triunfa

En nuestro sistema sanitario actual intentamos erradicar las bacterias y los virus, tal como hicimos con las malas hierbas y los insectos que se volvieron resistentes a los productos que estaban diseñados para eliminarlos, tal como hicimos igualmente con los microbios, que, a su vez, resisten a los antibióticos. Así fue como los laboratorios farmacéuticos declararon la guerra a las enfermedades por medio del uso de poderosas armas químicas, actuación que va contra todos los procesos naturales y pone en peligro el ecosistema, y por lo tanto al ser humano, que depende de él. Esta estrategia no funciona; lo hemos aprendido a nuestra costa, pero insistimos en aplicarla. Vacunamos contra los microbios aun cuando sabemos que no dejan de mutar, es decir, de integrar en sí mismos la información que debía matarlos. Eso explica por qué la inmunidad de la vacuna no se transmite nunca a los descendientes, a diferencia de la victoria natural sobre la enfermedad que constituye la adaptación.

Es paradójico que la medicina moderna, que tanto teme a los virus y a los microbios, no tenga dudas a la hora de introducir en nuestro cuerpo organismos patógenos extraños a él, como los virus de la vacuna. En lugar de quedarnos en una dinámica de guerra, quizá sería preferible favorecer una cohabitación armoniosa, una simbiosis entre las bacterias y nosotros mismos.

En una persona que tenga buena salud, el número de las células y de sus especializaciones está controlado por el organismo. En las enfermedades víricas existen mecanismos de regulación. Cada célula donde se multiplica el virus fabrica al mismo tiempo una proteína específica, antivírica y antibacteriana, que se encarga de avisar a las demás células de que no hay que multiplicarse más. Esta proteína, denominada interferón, ejerce una función reguladora y estimulante del sistema inmunitario. No solamente impide que prosiga la proliferación del virus, sino también la de un segundo virus que pudiese penetrar en el organismo al mismo tiempo. Este proceso no se asemeja al ataque repentino de un agresor, sino más bien a un movimiento de conjunto perfectamente organizado. Es evidente que las vacunas actuales, que contienen varios virus diferentes, no pueden hacer otra cosa que alterar esta organización perfecta, pero eso no ha impedido que el médico estadounidense Paul Offit asegure que un bebé puede tolerar ¡hasta diez mil vacunas a la vez!

¿Y si Antoine Béchamp hubiera tenido la fama de Pasteur?

Volviendo al asunto del campo, la teoría favorita de Claude Bernard fue ilustrada por los trabajos de Antoine Béchamp sobre las microzimas. Béchamp fue contemporáneo de Pasteur y uno de los mayores sabios del siglo XIX. Era a la vez médico, biólogo y naturalista. Fue catedrático de química médica y farmacéutica en la Universidad de Montpellier, catedrático de bioquímica y de física en la Universidad de París y decano de la Facultad Libre de Lille. Sin embargo, su obra es casi desconocida en nuestros días porque fue sistemáticamente falsificada en beneficio de los intereses personales de Pasteur, como demostró magistralmente Gerald Geison en su monografía sobre este último. Si la obra de Béchamp se hubiese difundido, habría transformado sin duda nuestra manera de encarar la salud y la enfermedad.

El profesor Béchamp identificó unos corpúsculos diminutos, las microzimas, los verdaderos elementos responsables de la vida, tanto humana como animal o vegetal. Estos elementos, más pequeños que la célula, se transforman sin cesar, mutan y evolucionan. Cuando un desequilibrio físico o psíquico altera el funcionamiento normal de las microzimas, estas pueden transformarse en gérmenes patógenos, virus, bacterias, priones u otros microorganismos hasta ahora desconocidos; pero a cambio pueden volver a ser microzimas básicas al restaurarse el equilibrio. Béchamp opinaba que la vacunación es escandalosa, porque «se olvida de la vitalidad propia e independiente de las microzimas». Para Marie Nonclerq, doctora en farmacia que fue colaboradora suya:

> El culto a las vacunas, al que se unen todavía ciertos médicos, lleva a la medicina desde hace un siglo a un desastroso callejón sin salida, a pesar de los muchos testimonios que denuncian la nocividad de las vacunaciones. Ocuparse de ello y verse como parte interesada no es tan cómodo, evidentemente, como hacer recaer sobre un agente exterior la culpa de todos nuestros sinsabores, tanto da que sean fisiológicos, psicológicos o simplemente lógicos. Esto es lo que explica –parcialmente– el éxito de la tesis de Pasteur comparada con la de Antoine Béchamp, por ejemplo. Esta es también la razón de que el primero conociese la gloria, mientras que el segundo permanece prácticamente desconocido.[82]

La teoría de Antoine Béchamp se ha visto confirmada por los trabajos de Louis-Claude Vincent, antiguo catedrático de la Facultad de Antropología de la Universidad de París, que concibió un método bio-electrónico que permite definir el estado de salud de la persona por medio de datos físico-químicos gracias a tres parámetros medidos en la sangre, la saliva y la orina. Su método ha interesado a las grandes figuras de la medicina y de la biología, pero en Francia no ha tenido la repercusión que se merecía. Sin embargo, está muy implantado en Alemania y en los Estados Unidos, y la NASA lo utiliza para controlar el estado de salud de los cosmonautas en los viajes espaciales. Con ayuda de la física electrónica, Vincent ha demostrado de manera ineludible que, por el desplazamiento del campo, toda vacunación contra una enfermedad microbiana predispone a las afecciones víricas o bacterianas y al cáncer. De manera que la vacunación contra la poliomielitis predispone a contraer la tuberculosis.[83]

Jacqueline Bousquet, bióloga e inmunóloga del Centro Nacional de Investigaciones Científicas (CNRS, por sus siglas en francés), se subleva también:

> Un campo debilitado deja que emerjan elementos que normalmente no se manifiestan. Los supuestos «agresores» –microbios, virus y demás priones–, no son otra cosa que elementos celulares. Así pues, se trata de productos endógenos y no de «agresores venidos de fuera». Por lo tanto, ¡es aberrante querer inmunizar un organismo contra sus propios componentes! Al proceder de esta manera se cambia la naturaleza del campo y, por tanto, de la vibración, y el virus o el microbio ya no se manifiesta. La consecuencia de ello es que otra patología tendrá la oportunidad de aparecer. Nadie, o casi nadie, soñará siquiera con relacionar esta patología con el acto salvaje y contra natura que es la vacunación. Se tiene la intención de erradicar las enfermedades, y lo que se consigue es que emerjan nuevas, y peores aún, al negarse a reconocer –por desconocimiento de los mecanismos de lo vivo– las consecuencias nefastas del desplazamiento del campo.

M. Eihl, J. Mannhalter y G. Zlabinger, de la Universidad de Viena, descubrieron también que, en lugar de reforzar nuestras defensas, las vacunas hacen que aparezca un debilitamiento inmunitario ¡comparable al que se observa con el sida! Así que inyectaron anatoxina tetánica a 11 sujetos sanos de entre veinticinco y cincuenta años de edad, que no pertenecían a grupo de riesgo alguno para el sida. Entre siete y catorce días después de la vacunación, los conteos promedio de linfocitos eran significativamente más bajos en el conjunto de los sujetos que antes de la vacunación. Para alguno de ellos las tasas eran comparables con las observadas en casos de sida.[84]

Un equilibrio que mantener

La salud no es un estado invariable, sino un equilibrio que hay que vigilar constantemente, pero no con medicamentos o análisis de toda clase, sino gracias a una vida activa, a una alimentación sana y a pensamientos positivos carentes de toda agresividad. Por otra parte, la salud no es la ausencia total de enfermedad, ya que a menudo esta tiene sentido y sigue siendo necesaria para la evolución del individuo. Respecto a esto, tengamos siempre presente que las enfermedades infecciosas de la infancia ayudan a forjar nuestro sistema inmunitario y a establecer una inmunidad duradera.

Según el médico alemán Gerhard Buchwald, autor de varios libros y otras doscientas publicaciones sobre las vacunas, las proteínas se transforman normalmente en el hígado en sus componentes primarios, los aminoácidos; pero en el caso de una vacuna se introducen proteínas extrañas en el organismo sin pasar por las vías fisiológicas, lo que puede provocar un desequilibrio y originar efectos secundarios. Además, los provirus y los retrovirus, que duermen desde hace muchísimos años en el seno del organismo sin provocar daños, pueden despertarse bajo el efecto de un factor estimulante como la introducción de un virus de vacuna vivo. Y, aunque estén atenuados, los virus vivos inoculados persisten en las células del cuerpo receptor y se transmiten a sus descendientes. Así pues, no es solo que las vacunas puedan dañar a la generación que las recibe, sino que dañen también a su descendencia.

En su obra *Vacuna vírica viva, contaminación biológica*, publicada en 1996, el profesor DeLong, de la Universidad de Toledo, en los Estados Unidos, observa:

> Parece que los epidemiólogos hayan abandonado la lógica y la razón. La introducción voluntaria e innecesaria de virus infecciosos en un cuerpo humano es un acto de locos que no puede haber sido dictado más que por una ignorancia grandísima de la virología y de los procesos de infección. [...] El mal que se ha hecho es incalculable.

Para él, todos estos riesgos, que se conocen desde hace muchos años, deberían hacer que se suspendan obligatoriamente todas las vacunaciones con virus vivos y que se acabe con la producción de esas vacunas. Siendo inmunólogo y virólogo, el profesor DeLong se ha interesado desde hace mucho en el problema de las vacunas con virus vivos. Le parece inaceptable que la mayoría de los promotores de vacunas sigan infectando con virus vivos a seres humanos en nombre de la inmunología, sin escrúpulo alguno. «Todo hace pensar que existe un equilibrio confiable entre el sistema inmunitario humano y los virus naturales. Romper este equilibrio podría tener consecuencias imprevisibles».[85]

Pues bien, este equilibrio podría romperse por la inoculación de proteínas extrañas, como las toxinas y el material bacteriano muerto o atenuado, los virus muertos o desactivados, o incluso vivos, pero atenuados; porque, aunque esté atenuado, un virus vivo puede recuperar su virulencia, como es el caso del virus de la vacuna de la polio, que vuelve a ser patógeno tras su paso por el intestino y contribuye a contaminar el entorno.[86]

Las vacunas de virus vivos, portadoras de virus infecciosos, pueden generar enfermedades nuevas, así como malformaciones, aberraciones cromosómicas, mutaciones y cánceres. Por otra parte, Lise Thiry, microbióloga y catedrática emérita de la Universidad Libre de Bruselas, considera que los virus «atenuados» lo son «un poco gracias a la suerte». ¿Podrían estar estos virus menos atenuados de lo que se podría creer, gracias a la suerte?[87]

En el *Concours médical* del 20 de enero de 1974, el profesor Pariente ya declaraba que estimular la inmunidad no dejaba de tener sus peligros; y el profesor J. Antonio Morris, a pesar de haber sido anteriormente responsable del control de las vacunas en la FDA, lo confirmaba: «La inmunización de los niños ha hecho más daño que beneficio».

LA DEMOSTRACIÓN POR EL ESTUDIO

El profesor Michel Odent, obstetra que dirigió el servicio quirúrgico y la maternidad del hospital de Pithiviers entre 1962 y 1985, vive actualmente en Inglaterra. Hace unos quince años, después de haber comparado el estado de salud de 243 niños vacunados con el de 203 niños no vacunados, observó que los no vacunados tenían mucha mejor salud que los vacunados.[88]

La observación de Odent se ha confirmado magistralmente por un estudio que abarca a varios miles de niños alemanes de entre cero y diecisiete años y que, por lo tanto, es muy significativo.

Este largo estudio, llamado KIGGS, lo desarrolló durante tres años, entre mayo de 2003 y mayo de 2006, el Instituto Robert Koch, la instancia más alta de la sanidad alemana, que está al servicio del Ministerio de Sanidad Federal. Se publicó un resumen de él en *Bundesgesundheitsblatt.*[*] En el Instituto se prosigue una segunda etapa de este estudio (2009-2012).

El Instituto Robert Koch, que recibe su nombre del médico alemán que descubrió la bacteria responsable de la tuberculosis, el «bacilo de Koch», se especializa en enfermedades infecciosas y analizó en detalle la salud de 17.461 niños, que representaban una muestra estadísticamente interesante de toda la población de un país en el que la vacunación no es obligatoria. Los médicos recogieron 1.500 datos por niño, o sea, un total de 20 millones de datos que responden a toda clase de cuestiones sobre su salud, su medio familiar y social, sus análisis de sangre y de orina, su situación con respecto a las vacunas y los tipos de vacunas que han recibido, con el fin de establecer el estado de salud de los niños alemanes en el segmento de edad entre cero y diecisiete años.

* Vol. 49; número 10, 2006.

Observaron así diferencias espectaculares entre los vacunados y los no vacunados, muy superiores a las esperadas: los niños no vacunados tenían la mitad de alergias que los vacunados (22,9% en vacunados, contra 10,6% en los que no); para la fiebre del heno se encontró un 10,7%, contra el 2,6%; para el asma y la bronquitis crónica, 18,4% contra 2,4%; para las neurodermitis, 13,2% contra 7%; para el herpes, 12,8% contra 0,2%, y para las migrañas, 2,5% contra 1,1%. Ocurría lo mismo con la diabetes, los problemas tiroideos, las crisis de epilepsia, la hiperactividad... (ver el gráfico de la página siguiente, que retoma los resultados de este estudio).

Se observa igualmente entre los no vacunados menos escoliosis que en los vacunados (5,3% contra 0,5%) y menos problemas del lenguaje, porque la necesidad de sesiones de logopedia era de 6,25% contra 2,11%. En cuanto a los problemas de la vista, los no vacunados llevaban gafas mucho menos a menudo, como ya lo había indicado el doctor Gerhard Buchwald, que hace tiempo observó que las vacunas dañan el nervio óptico. En su momento habló de «epidemia de gafas», por causa del creciente número de vacunas administradas a los niños.

Los trabajos del Instituto Koch pusieron el acento también sobre las enfermedades infecciosas. Las neumonías afectaban al 11,7% de los niños vacunados, mientras solamente había un 7,7% en los otros. Con las otitis la diferencia era todavía más espectacular: se pasaba del 11% al 2%.

La incidencia de las enfermedades infecciosas en los niños de entre siete y diecisiete años se estudió durante los doce meses anteriores al sondeo. Se dedujo que el sistema inmunitario de los no vacunados funcionaba normalmente, mientras que después de la vacunación este se desequilibraba o se bloqueaba.

Estoy casi segura de que la sinopsis de este estudio no se traducirá al francés, y que tampoco habrá una cadena francesa que retome las palabras de Angelika Kögel-Schautz, que comentó los trabajos del Instituto Koch en la cadena de televisión alemana Alpenparlament TV, los cuales demuestran claramente, con gráficos de apoyo, que cuanto más se les vacuna, más enfermos están los niños.[89]

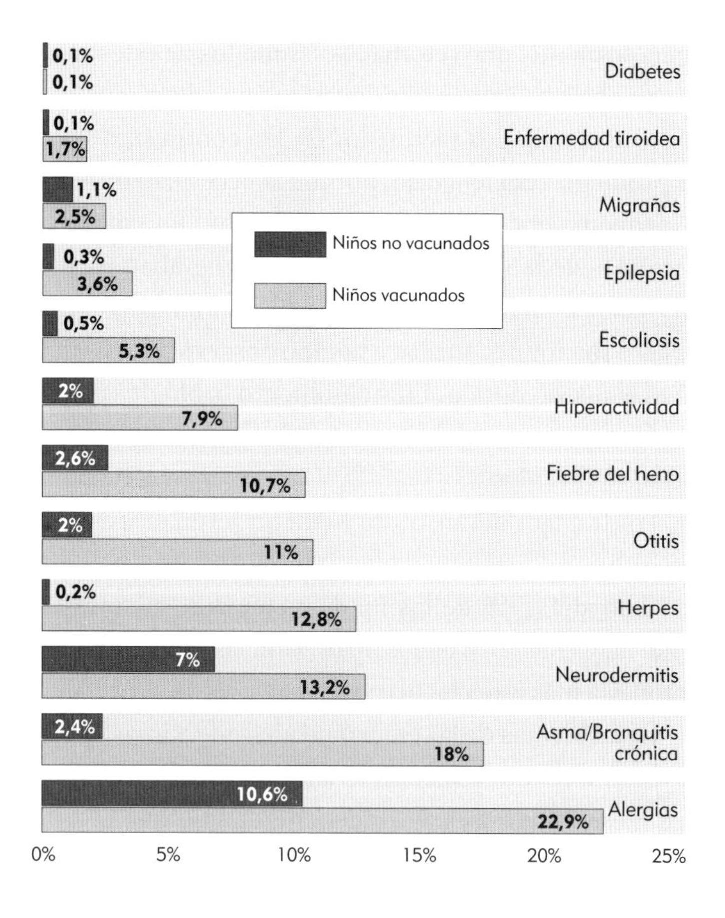

Las investigaciones llevadas a cabo para comparar la salud de los niños vacunados y los no vacunados son más numerosas de lo que se ha dicho, pero permanecen la mayor parte del tiempo en los cajones, o bien circulan exclusivamente en los ambientes entendidos.

Después de haber trabajado en los Estados Unidos en el Centro de Ciencias Respiratorias de la Universidad de Tucson, en Arizona, y luego en el Departamento de Eficacia Clínica de la Facultad de Salud Pública de Harvard) en Boston, Erika von Mutius dirige la policlínica de alergias y asma del centro hospitalario universitario para niños de Múnich. También forma parte del consejo de redacción del *New England Journal of Medicine*.

El grupo de investigación de la profesora Von Mutius se ha dedicado al estudio del papel que tiene la exposición a los microbios en el desarrollo de las alergias y el asma. Este grupo comparó en 1999 el estado de salud de los niños de Berlín del Este y del Oeste antes de la caída del muro, pensando que los niños de Berlín del Este, que eran más pobres y estaban menos cuidados y malnutridos, se hallarían en peor estado de salud que sus vecinos del Oeste. Pues bien, los investigadores observaron que la realidad era lo opuesto de sus hipótesis: «Los niños de las regiones más pobres de la Alemania del Este tenían un estado de salud mucho mejor que los de las familias acomodadas de la Alemania del Oeste. Su tasa de alergias era muy inferior y rara vez eran víctimas del asma». El equipo se vio obligado a cuestionarse sus observaciones, que están de acuerdo con las de los «higienistas», que creen que la exposición a los microbios en la infancia ayuda a reforzar el sistema inmunitario y protege de esta manera la salud de los adultos.

En lo relativo a la mortalidad infantil, resulta que aumenta con el número de vacunas recibidas, por lo que es más elevada en los países que más vacunan. Esto es lo que sugieren numerosos estudios internacionales, uno de los cuales lo publicaron el 4 de mayo de 2011 Neil Z. Miller, periodista médico estadounidense, y el doctor Gary Goldman, ginecólogo, autor de numerosas publicaciones en el *Journal of the American Medical Association* (JAMA) y el *British Medical Journal* (BMJ).[90]

El equipo pasó revista a toda la bibliografía con el fin de comparar el número de dosis de vacunas administradas en los Estados Unidos y en otros treinta y tres países con sus tasas respectivas de mortalidad infantil. Su estudio ha demostrado que las tasas de mortalidad infantil y las dosis de vacunas siguen la misma curva. De manera que en los Estados Unidos, país que ostenta el récord mundial de vacunaciones (veintiséis como mínimo), se contabilizan más de 6,22 muertes por cada 1.000 nacimientos. En Francia, donde se recomiendan diecinueve dosis, se registran 3,33 muertes por cada 1.000 nacimientos. En Suecia, donde «solamente» se administran doce vacunas, se contabilizan 2,75 muertes, y en Japón, donde el número de vacunaciones es idéntico al de Suecia, el número de muertes es de 2,79 por cada 1.000.

UN MERCADO FABULOSO

En la actualidad, las industrias farmacéuticas son tan poderosas que los estados que deben imponerles la ley consiguen difícilmente que la respeten.

John Braithwaite,
director de la Federación Australiana de Consumidores

A menudo oímos decir que las vacunas son los parientes pobres de los medicamentos, que su interés económico es prácticamente nulo, pero nada es más falso que eso. Ese fue el caso hace más de cincuenta años, pero la situación ha cambiado mucho desde el advenimiento de nuevas tecnologías y de ciertas vacunas genéticas, cuyas ventas podrían alcanzar los 1.000 millones de dólares al año para cada una de ellas. Según la OMS, las ventas de vacunas se han duplicado en veinte años y deberían triplicarse en el transcurso de los cinco próximos.

Adel Mahmoud, experto en vacunología, catedrático de biología molecular en Princeton, presidió el departamento de vacunas en Merck entre 1999 y 2005. Calcula que «la importancia del mercado es inimaginable, tanto en los Estados Unidos como en el resto del mundo». Pone de manifiesto su satisfacción señalando que «existen numerosos objetivos que todavía no hemos tenido en cuenta». Sin embargo, los objetivos más inimaginables ya se tuvieron en cuenta hace apenas unos años.

CRECIMIENTO, CRECIMIENTO

«El mercado de las vacunas está destinado a crecer de una manera acelerada», observaba en 2008 David Stout, director comercial de Glaxo. Las ventas aumentan cada año un 14% –dos veces más que los medicamentos tradicionales–, lo que no es de sorprender dada la cantidad vertiginosa de vacunas nuevas, la publicidad que provoca una escalada en las ventas de una manera vergonzosa y la desinformación que hace creer a la población que la vida sería imposible sin vacunas.

LAS VACUNAS DEL FUTURO

Actualmente se estudian ciento cincuenta vacunas víricas y bacterianas: contra las enfermedades de transmisión sexual, el VIH, el herpes zóster, el asma, el herpes, la gonorrea, la úlcera de estómago, las caries dentales, varios cánceres y otras enfermedades más o menos graves. Hemos llegado hasta a crear una vacuna contra la obesidad que, de momento, solo ha sido experimentada en ratones, pero que «podría llegar a ser, si los estudios en seres humanos se confirman, una esperanza en la lucha contra la obesidad». ¿Podríamos atiborrarnos sin engordar con una sencilla vacuna? Con eso desafiaríamos todas las leyes del metabolismo... Por otra parte, los investigadores solicitan fondos para crear una «supervacuna» genética que se administraría oralmente en la infancia y a la que los CDC ya llaman «el Santo Grial». Esta vacuna contendría el ADN de entre veinte y treinta virus, parásitos y bacterias, y tardaría varios meses en distribuirse por las células del bebé.

Además de las clásicas «vacunas únicas para todos», el doctor Gregory A. Polland planea una nueva clase de vacunas personalizadas, concebidas según las particularidades genéticas y biológicas de cada individuo. «La tecnología nos permitirá averiguar el perfil inmuno-genético para que nos diga qué virus amenazarán a cada persona», aseguró el doctor Polland. Pero esas técnicas personalizadas no pondrán en peligro a la industria de las vacunas, que ya está bien instalada gracias al miedo. Y el fantasma del terrorismo no ha hecho más que exacerbar la demanda de vacunas. Y no es solo que la variedad de vacunas crezca sin cesar, sino que los precios alcanzan sumas cada vez más enloquecidas.

CIFRAS DE NEGOCIO EXPONENCIALES

Así pues, el mercado mundial de las vacunas está en plena expansión. Su cifra de negocio debería sobrepasar los 21.000 millones en 2010, cuando en 2006 se estabilizó en 8.500 millones (de los que 350 millones de euros fueron para el mercado francés). Así pues, este mercado será muy pronto tan destructor como el mercado armamentístico, pero, sin discusión, será «el mercado del siglo». Las multinacionales que se lo reparten están metidas en una batalla sin piedad para convertirse en el mayor abastecedor mundial de vacunas, para mayor condenación de los seres humanos y de su salud. Los laboratorios más importantes son Sanofi-Pasteur, que ostenta el 25% del mercado; GlaxoSmithKline, con el 23%; Wyeth, con el 13%, Merck, con el 11% y Chiron, con el 5%.

Respecto a las vacunas, actualmente el gran «vencedor» es Merck, que recolectó 2.000 millones de dólares en su departamento de vacunas durante los seis primeros meses de 2007, mientras que en 2005 y los tres años anteriores las ventas se estabilizaron en 1.100 millones. Esta diferencia de beneficios le debe mucho al Gardasil®. Merck espera próximamente un beneficio de al menos 2.000 millones de dólares en ventas solo de esta vacuna, que también les gustaría inyectar oficialmente a los varones para «evitar la circulación del virus», y, más secretamente, para duplicar sus beneficios económicos. El laboratorio calcula que esta vacuna podría alcanzar, de aquí a tres o cinco años, ventas anuales de cerca de 1.000 millones de euros solo en Europa. «Acabamos de comprender recientemente que si disponemos de vacunas eficaces, los consumidores estarán preparados para pagar por lo que representan», observó Margaret McGlynn, presidenta del área de comercialización de las vacunas en Merck.

Para Sanofi-Aventis, cuyo aumento fue del 23,9% en 2005, sobrepasando los 2.000 millones de euros, el futuro es muy prometedor. Según el grupo de investigaciones independientes Datamonitor, el mercado mundial de las vacunas contra la gripe, cuyo beneficiario principal sería Sanofi-Pasteur, podría sobrepasar los 3.000 millones de dólares de aquí a 2010, mientras que en 2005 se calculaba en 1.600 millones.

En cuanto al grupo GlaxoSmithKline, las vacunas representan su tercera fuente de ingresos, después de los antibióticos y los medicamentos del sistema nervioso, y sobrepasarán el 20% de su volumen de negocios desde el año 2000.

Así que todos los investigadores se afanan en esta carrera por el tesoro. Las empresas se gastan miles de millones para intentar sacar al mercado toda clase de vacunas.

LA ERA DE LAS VACUNAS

«Entramos en la edad de oro de la vacunología», declaró Gregory A. Polland, ardiente defensor del Gardasil®, asesor de Merck entre 1999 y 2007 y experto en vacunas de la clínica Mayo, que no es una clínica en el verdadero sentido de la palabra, sino una organización de investigación médica a escala nacional en los Estados Unidos y de fama internacional.

PONER A LA PRENSA EN ORDEN

El 30 de abril de 2008, *Le Canard enchaîné*[*] revelaba que el mes anterior la dirección del laboratorio Sanofi-Pasteur, en el curso de una reunión del comité de empresa de la filial francesa, difundió un documento en el que se mencionaba la necesidad de «neutralizar a la prensa». El semanario mencionaba la cantidad de páginas de publicidad compradas por el grupo en varias revistas como medio de presión, y proseguía:

* N. del T.: «El pato –o periódico– encadenado», revista satírica francesa de aparición semanal.

> Para cargarse a los más recalcitrantes, los laboratorios conocen otros «remedios»: «viajes de estudios», con todos los gastos pagados, al sol, con invitaciones múltiples, regalos agradables y otros servicios del mismo tipo. [...] los responsables de Sanofi juran con la mano en el corazón que se trata de una época pasada y que el destino de los viajes de prensa está «ligado siempre a una actividad científica». ¡Qué palabras más formales!

Ya el 5 de noviembre de 1993, el periódico *Le Progrès de Lyon* publicaba un folleto publicitario titulado «Bienvenido a la capital de Rhône-Poulenc»,* que resumía muy bien la política de las vacunas: «Cuando Rhône-Poulenc vacuna a 20 personas por segundo en todo el mundo, es bueno para el mundo y es bueno para los accionistas. Ser accionista de Rhône-Poulenc es participar de una gran empresa humana y de un magnífico éxito económico». El doctor Louis de Brouwer, especialista en biología molecular, se rebeló:

> De hecho, la realidad del mensaje es la siguiente: compren acciones y así nos permitirán que inundemos el mercado de vacunas. Si son inútiles o peligrosas, nos importa un bledo, pero tendremos unos beneficios soberbios de los que ustedes se aprovecharán. Esta publicidad es maquiavélica, porque apela a dos sentimientos entre los posibles accionistas: [...] en algunos será un deseo legítimo y honroso de prestar servicio a la humanidad sufriente; [...] en otros será el deseo de realizar una excelente operación comercial. Los

* Rhône-Poulenc es el mayor productor francés de productos químicos y farmacéuticos, hoy parte de Sanofi

> industriales de los medicamentos y de las vacunas han llegado a hacer creer al conjunto de personas que componen nuestra sociedad que estos productos son benéficos e indispensables. Se trata de una hazaña extraordinaria de desinformación y de mentiras. Hazaña en la que han participado, y siguen participando, los miembros del cuerpo médico y los políticos que están a cargo de la sanidad.[91]

La situación no ha hecho más que agravarse desde ese momento. Mark Crispin Miller, catedrático de periodismo de la Universidad de Nueva York, resume muy bien la situación cuando enseña que «la manipulación mediática en los Estados Unidos es más eficaz de lo que era en la Alemania nazi, porque la gente cree que ahora tiene acceso a la información completa. Este concepto erróneo impide que se busque la verdad». Pero esta manipulación no se reserva solamente a los Estados Unidos, ya que realiza estragos por todo el mundo.

LOS PRECIOS ARDEN

En el año 2000, el laboratorio estadounidense Wyeth lanzó el Prevenar®, una vacuna contra la meningitis neumocócica que se vende a 190 euros por tres dosis. El Rotateq®, de Sanofi-Pasteur MSD, y el Rotarix®, de GlaxoSmithKline (GSK), que afirman proteger contra la diarrea aguda del lactante, cuestan respectivamente 158 y 138 euros. Con respecto a las dos nuevas vacunas contra el virus del papiloma, su precio es de alrededor de 145 euros por dosis, y se necesitan tres de ellas. No es solo que los precios suban, sino que los márgenes comerciales son cada vez más extraordinarios.

Según el doctor Marc Girard, experto en vigilancia farmacológica, los beneficios netos de las vacunas genéticas son del 98% con relación al precio de venta.

«Las vacunas de hoy no tienen nada que ver con las de ayer. Los progresos de la ciencia han aumentado los costes de producción tanto como el rechazo a los riesgos. Al contrario que con los medicamentos, cada vacuna tiene su propio proceso de fabricación, el cual requiere de promedio cinco años de preparación minuciosa», indica Philippe Bouvier, presidente del Comité de Vacunas de LEEM (las empresas de los medicamentos). Es innegable que para estos tiburones de las finanzas que son los laboratorios, el precio de las vacunas debe corresponder con las inversiones hechas en ellas. Sus aliados son la amplitud de la demanda mundial y los intereses nacionales. Como subraya el analista financiero Rodolphe Besserve, otra ventaja añadida, al contrario de los medicamentos, es que «las vacunas no corren el riesgo de que se las copie».

Son las antigripales las que encabezan el mercado de ventas, porque tienen la inmensa ventaja de que hay que renovarlas cada año. En los Estados Unidos, se calcula que el coste anual de la «epidemia» de gripe sea de más de 30.000 millones de dólares. En el año 2004, aprovechándose de un defecto de fabricación en una de las fábricas de Chiron, empresa líder en el mercado de productos antigripales en los Estados Unidos, el grupo francés Sanofi-Aventis implantó su vacuna en ese país y desde entonces cubre cerca del 80% de la demanda estadounidense. Eso no le gustó mucho a la competencia, que está furiosa. GSK, que produce cada año 300 millones de dosis de vacunas antigripales, se apresura en crear nuevos productos con el fin de lanzarlos a esta guerra sin piedad, que nada tiene que ver ni con la verdadera ciencia ni con la salud.

«En el plazo de cinco años todo el mundo comprendió la importancia de las vacunas», comenta Jacques Berger, director de Sanofi-Pasteur para Francia. Todos lo saben muy bien en el mundillo de las finanzas, en los laboratorios y en los gobiernos, pero ¿qué saben los consumidores de vacunas, que todavía creen que son la medicina de un futuro libre de toda enfermedad?

Estos beneficios colosales hacen que los laboratorios se asocien, se compren entre sí, se agrupen. En el año 2004, Sanofi compró Aventis y su prestigiosa filial de vacunas Aventis-Pasteur por más de 50.000 millones de euros. El laboratorio holandés Crucell anunciaba en 2005 la adquisición de BernaBiotech, otro especialista en tratamientos antivíricos. Ese mismo año, GlaxoSmithKline, líder del mercado mundial, desembolsó más de 1.400 millones de euros para reforzar su posición en los antigripales comprando Corixa y ID Biomedical. Novartis se prepara a gastarse más de 4.000 millones de euros para tomar el control del laboratorio estadounidense Chiron.

LOS POLÍTICOS, IMPLICADOS

Gracias a la psicosis de los virus, los gobiernos multiplican las ayudas para la investigación a esta industria, que en los Estados Unidos se beneficia de una exención de impuestos excepcional, como si los laboratorios estuvieran en peligro. Cuando el presidente Bush promulgó la ley que garantiza la impunidad de los laboratorios en caso de efectos secundarios causados por sus medicamentos o sus vacunas, también puso en marcha la financiación de un programa que ascendía a 400.000 millones de dólares para las empresas farmacéuticas bajo la cobertura del programa *Medicare*.

El 4 de mayo de 2006, la agencia de noticias Reuters de Washington anunciaba que cinco laboratorios habían recibido más de 1.000 millones de dólares del gobierno para crear vacunas nuevas contra la gripe en el territorio estadounidense. A instancias del Ministerio francés de Sanidad y de su acuerdo con el laboratorio SmithKlineBeecham (que, como se sabe, luego fue GlaxoSmithKline) para la vacuna contra la hepatitis B, el Pentágono firmó un contrato con BioPort Corporation –sin licitación abierta– para la vacuna contra el ántrax, que consistía en pagar 10,64 dólares por dosis, aunque la obligación contractual no era más que de 4,36 dólares por dosis.

Según *ABC News*, el almirante William J. Crove júnior, jefe del Estado Mayor en la administración Bush, poseía el 22,5% de las acciones de Intervac, lo que le otorgaba el 13% de las participaciones de BioPort Corporation, aunque no hubiese «invertido ni un centavo» en la empresa. Esperemos que el nuevo gobierno estadounidense sea más razonable –sería difícil serlo menos– por el bien común de la población.

La situación no está más saneada en Gran Bretaña. El 4 de abril de 1999, Lois Roger y Mark Massais publicaban en el *Sunday Times* un artículo en el que revelaban que numerosos médicos tenían intereses en la industria farmacéutica que ascendían a decenas de miles de libras. Se supone que estos intereses económicos se declaran en un registro, que en teoría es un documento público. Pero el *Sunday Times* solo pudo obtener esos datos del Ministerio de Sanidad tras varias reclamaciones, lo que demuestra a las claras que para el público el acceso a ese documento no es tan fácil como se quiere hacer creer. El problema es idéntico en Francia, donde las declaraciones de intereses, que se supone que son accesibles al público, son más que confidenciales (cuando existen). Por otra parte, el Ministerio británico de Sanidad pidió a los miembros de los comités que no hablasen a los medios de comunicación de sus lazos con los laboratorios.

SOBORNOS ASTRONÓMICOS

La información que difundió la RAI1 entre todos los medios italianos, fue recogida por la revista farmacéutica internacional en lengua inglesa *Scrip*, que no dudó en publicar el monto de los sobornos generosamente distribuidos por prestigiosos laboratorios farmacéuticos como French, Glaxo, Pfizer, Shering y SmithKline. Solo para el profesor Dulio Poggliони habría ascendido a cantidades impresionantes que se elevaban a más de 60 millones de dólares.[92] Estos hechos se mencionaron también en la obra *Los lobbies contra la salud*, de Bernard Topuz y Roger Lenglet, pero la prensa francesa se abstuvo de hablar de este inmenso escándalo. Uno podría preguntarse por qué ocurrió esto. ¿Existiría una relación entre este silencio y el miedo a desacreditar a ciertos laboratorios? Uno podría preguntarse también si estas prácticas de sobornos a políticos se han limitado únicamente a Italia.

No nos olvidemos tampoco de los 600 millones de liras entregadas por SmithKlineBeecham al ministro italiano de Sanidad, Francesco de Lorenzo, para hacer obligatoria la vacuna contra la hepatitis B en ese país, así como las inculpaciones de Paolo Cirino Pomicino, antiguo ministro de Presupuestos, o del profesor Dulio Poggiolini, director general de Servicios Farmacéuticos del Ministerio de Sanidad, miembro influyente de las instancias europeas de los medicamentos y antiguo presidente de la Orden Médica. Otros sesenta miembros todopoderosos del Ministerio de Sanidad italiano fueron condenados por diversas faltas graves que el *Giornale per la proteziones della salute* calificaba de «prácticas mafiosas». Eso no impidió que algunos de ellos volviesen después a estar entre los bastidores ministeriales.

Es obvio que esta política perniciosa de corrupción por parte de los fabricantes de vacunas está extendida por todo el mundo y que las autoridades sanitarias mantienen frecuentemente relaciones perversas con los laboratorios farmacéuticos, para los que el interés del enfermo es algo accesorio ante la necesidad de redondear las cifras.

Según el VAERS, en los Estados Unidos se ha pagado más de un billón (con «b») de dólares desde 1990 como indemnizaciones por los incidentes con las vacunas. A los laboratorios les resulta evidente que vale más sacrificar unos cuantos millones de dólares para calmar a las víctimas que renunciar a un mercado que se cifra en miles de millones. Pero los estadounidenses comienzan a plantearse la pregunta: «Si la vacuna es tan segura que "nunca" ha habido incidentes con ellas, ¿por qué se destinan 75 centavos de cada una al Programa de Compensación de Incidentes que el Congreso ha puesto en marcha?».

Es una lástima que otros países no hagan otro tanto, así quizá la gente se plantearía algunas preguntas sobre estas vacunaciones masivas. Entre nosotros, si los padres «obedecen» los consejos de las instancias sanitarias, los niños reciben ya cuarenta y seis inyecciones antes de los seis años de edad (cincuenta y dos, si aceptan vacunarlos todos los años contra la gripe, como recomiendan ciertos pediatras). Es seguro que este abuso no va a disminuir, sino más bien al contrario, puesto que algún día será necesario vender todas esas vacunas nuevas que están en fase de experimentación.

Los laboratorios multiplican sus medios de persuasión en su búsqueda de dólares. Los miembros de los comités, los ministros y sus jefes de gabinete son las presas de calidad para estas rapaces de las altas finanzas, cuyo trabajo se ve ampliamente facilitado por el desarrollo de las políticas de erradicación de enfermedades y el Programa Ampliado de Vacunación.

LOS GOBIERNOS SON CÓMPLICES

Cuando un gobierno depende de los banqueros para conseguir dinero, son éstos últimos y no los dirigentes del gobierno los que controlan la situación, puesto que la mano que da está por encima de la mano que recibe. [...] El dinero no tiene patria; los financieros no tienen patriotismo y no tienen decencia; su único objetivo es el beneficio.

Napoleón Bonaparte

En sus *Notas sobre el Estado de Virginia*, Thomas Jefferson decía: «Solamente el error necesita el apoyo de los gobiernos; la verdad se basta a sí misma». Pues bien, sin el apoyo incondicional de los gobiernos la ideología en torno a las vacunas no llegaría muy lejos, lo que confirmaría que es un error. En los Estados Unidos es público y notorio que Washington protege a las empresas farmacéuticas, pero los ciudadanos siguen sin tener conocimiento de los detalles de estas artimañas. De esta manera, el doctor Frist, jefe de la mayoría republicana en el Senado entre 2003 y 2007, recibió 873.000 dólares de la industria farmacéutica con el fin de proteger a los fabricantes de vacunas en los cuatro mil doscientos procesos judiciales incoados por los padres de niños discapacitados por las vacunas. En cinco ocasiones diferentes, Frist intentó ocultar todos los documentos relacionados con las vacunas –incluyendo las transcripciones de Simpsonwood–, para proteger las asignaciones recibidas del laboratorio Eli Lilly, inventor del timerosal.

En el año 2002, Frist puso a votación un decreto al que se llama «ley de protección de Eli Lilly», que libera al laboratorio de toda responsabilidad. En compensación, este último contribuyó a su campaña electoral con 100.000 dólares y compró cinco mil ejemplares de su libro sobre el bioterrorismo. El periódico *Los Angeles Weekly* anunció:

> El apoyo de Frist a los lobistas de la voraz industria farmacéutica no tiene límite. Frist no es el senador del estado de Tennessee, es el senador de un estado vasallo de la industria farmacéutica. Tiene más de 2 millones de dólares invertidos en el sector sanitario, lo que le otorga el dudoso privilegio de recibir más dinero de los servicios sanitarios que el 98% de sus colegas.

El periódico explicaba en ese número cómo «había comprado su puesto en el Senado el sucio dinero de la familia Frist» por 3,4 millones de dólares. Denunciaba el origen de la fortuna familiar, obtenida mediante un «fraude criminal» cometido por el Hospital Corporation of America (HCA), la mayor cadena de hospitales estadounidenses, fundada por el padre y el hermano de Frist. Mientras el FBI comenzó una investigación federal sobre la forma en que la HCA había timado a Medicaid, Medicare y Tricare (los programas federales de salud que se corresponden vagamente con nuestra Seguridad Social), el Ministerio de Justicia de Bush detuvo repentinamente la investigación.[93]

El Congreso abrogó el decreto «ley de protección de Eli Lilly» en 2003, pero en 2005 Frist presentó un nuevo proyecto «antiterrorista» que denegaba toda compensación a los niños que sufrían enfermedades relacionadas con las vacunas. Robert F. Kennedy júnior se sublevó violentamente contra la actitud de los servicios sanitarios y el gobierno de su país. Al igual que su tío, Ted Kennedy, acusó al senador Frist de haber copatrocinado la ley introducida por Judd Gregg en enero de 2005, que pone a los fabricantes de vacunas a resguardo de las reclamaciones de sus víctimas, con el pretexto de proteger a los Estados Unidos del terrorismo. Según él, los chanchullos del gobierno, en connivencia con Big Pharma,* ilustran muy a las claras «la prepotencia, el poder y la avidez de las instituciones». Como abogado, encontró muchas madres totalmente seguras de que sus hijos habían sufrido incidentes con las vacunas. «Las quejas son tan numerosas que podrían llegar a enviar al paro a muchos productores de vacunas y a limitar nuestra capacidad de bloquear un ataque biológico de origen terrorista», comentó Dean Rosen, asesor de Frist para la política sanitaria.[94] El terrorismo tiene las espaldas anchas. En suma, los millares de niños discapacitados de todo el mundo pagan así su tributo al «antiterrorismo».

«PRÁCTICAMENTE UNA LICENCIA PARA MATAR»

En 2005, el presidente Bush firmó la ley de Preparación pública para las emergencias (CREPA, por sus siglas en

* N. del T.: nombre colectivo que agrupa a las poderosas empresas farmacéuticas de los Estados Unidos.

inglés), que garantiza inmunidad a los laboratorios farmacéuticos por las incidencias que ocurran con las vacunas y permite, bajo los auspicios de la OMS, que se sigan enviando vacunas contaminadas a los países en vías de desarrollo. Esta ley fue ratificada sin debate público ni información sobre el funcionamiento del comité. La cobertura informativa fue prácticamente inexistente.

Según Lewis Seiler, presidente de Voice of the Environment, y el antiguo diputado Dan Hamburg, su director ejecutivo, la PREPA es inconstitucional y significa «prácticamente una licencia para matar». Con esta nueva ley los fabricantes de vacunas pueden ser todo lo negligentes que quieran, actuar con desvergonzada impunidad y eludir las responsabilidades tanto tiempo como puedan demostrar que sus actuaciones no eran premeditadas. Es imposible concebir un nivel de responsabilidad tan lamentable para los mercaderes de vacunas y una carga tan enorme para las víctimas.

También el republicano David Obey, senador por Wisconsin, considera que «la ley se adoptó de manera prepotente y unilateral por un abuso de poder ejercido por dos de los miembros más importantes del Congreso». Robert Byrd, decano del Senado, calificó la adopción de esta ley de «farsa» y el senador Edward Kennedy, de Massachusetts, la comparó con «un cheque en blanco para la industria farmacéutica». En febrero de 2006, Kennedy y otros diecinueve senadores demócratas escribieron a Bill Frist para pedirle que retirase esa ley sobre las vacunas.

TAMBIÉN EN FRANCIA LOS LABORATORIOS INFLUYEN EN LA POLÍTICA

Es cierto que los laboratorios se han infiltrado mucho en la política internacional, y que Francia no es una excepción a esta regla.

Al contrario de lo que se afirma, los ciudadanos son siempre los paganos y no son nunca los que deciden, y apenas están al corriente del uso de su dinero que hace el Estado. La experimentación científica misma es una técnica de manipulación. Ya no se reflexiona sobre el saber actual de los científicos, ni se examina como se hacía antaño; en este momento ese saber se concentra en bancos de datos manejados por ordenadores y está a disposición de los poderes manipuladores, tanto económicos como políticos. No olvidemos que en la época de la sangre contaminada, Jacques Crozemarie siempre se vio apoyado por los políticos de todo el espectro, que se levantaron de común acuerdo contra la «persecución administrativa» de la que era víctima el presidente de la Asociación para la Investigación sobre el Cáncer y acusaron a los difamadores de trabar el progreso de la investigación contra el cáncer.

Desde mayo de 2004, la ampliación de Europa dio nacimiento a un mercado de 450 millones de habitantes, población mucho más considerable que la de los Estados Unidos (unos 315 millones), lo que excitó la codicia de las empresas farmacéuticas, que pusieron en marcha estrategias comerciales muy experimentadas. Brain Ager, director general de la Federación Europea de Asociaciones e Industrias Farmacéuticas, está organizando en Bruselas una superpotencia farmacéutica que agrupa a cuarenta y tres empresas líderes del mercado mundial de los medicamentos, entre otras la estadounidense Pfizer, la británica GlaxoSmithKline, la suiza Novartis, la francesa Sanofi-Syntélabo y la internacional Aventis. Estos gigantes emplean a más de un millón y medio de personas en todo el mundo y tienen más de 400.000 millones de euros de volumen de negocio por año.

Entre 1980 y 1992, el incremento de los precios de los productos farmacéuticos ha sido seis veces mayor que la inflación de los precios en general. Es agradable que algunos diputados europeos –cada vez más numerosos– se atrevan a criticar abiertamente el poder del *lobby* farmacéutico en Bruselas. Sin embargo, es urgente hacerlo a mayor escala, porque nuestros parlamentarios, que son los últimos en ser informados de lo que realmente es la vacunación, consideran que el único *lobby* peligroso es el muy poderoso de los antivacunas. Las asociaciones que luchan por la libertad terapéutica –que no tienen jamás derecho a la palabra, o que cuando lo tienen son ridiculizadas y censuradas– estarán encantadas de saber que ostentan un poder superior al de Big Pharma.

UNA REUNIÓN EDIFICANTE EN EL SENADO

La Oficina Parlamentaria de Evaluación de las Políticas de Salud (OPEPS) se reunió en 2006 con el fin de que el Senado pudiese estudiar la política de vacunas para Francia en 2007. El informe del senador Paul Blanc comenzó aludiendo a las vacunas, cuyos «descubrimientos sucesivos erradicaron, en continentes enteros y en algunas décadas, las plagas de la peste, el tétanos, la tuberculosis y la poliomielitis». Así fue como supimos que la peste se había erradicado con una vacuna. En cuanto a las otras «plagas», están lejos de estar erradicadas «en continentes enteros y en algunas décadas» por medio de vacunas, que existen, ciertamente, pero que no han erradicado gran cosa desde hace mucho tiempo, sino más bien al contrario. Nadie reaccionó ante las falsas afirmaciones de este médico, que también calificó al Gardasil® como «vacuna contra el cáncer de cuello de útero».

Ocultando completamente lo que ocurrió durante la campaña de vacunación masiva contra la hepatitis B, los senadores franceses repitieron a coro el credo de la vacuna salvadora contra esa enfermedad, cuyos efectos secundarios no existen en ninguna parte, y por ello llegaron a lamentar que los médicos escolares ya no formen parte de los vacunadores. Olvidándose de todos los patinazos que se produjeron con ocasión de la vacunación escolar contra la hepatitis B, Claudine Blum-Boisgard, médico del consejo nacional de la Caja Nacional de Seguros de Enfermedad para las Profesiones Independientes (CANAM, por sus siglas en francés), consideró que «la formación de los médicos debe incluir también que se les enseñe a informar a las familias, apaciguando las polémicas relativas a la vacunación, como las ocurridas en relación con la vacuna contra la hepatitis B, por ejemplo». Recomendó que se colaborase con las industrias relacionadas para lanzar campañas de envergadura gracias a su participación económica, con el fin de favorecer una adopción rápida de la vacuna.

En resumen, con el pretexto de ideas innovadoras, se quiere repetir lo que el doctor Claude Béraud, citado anteriormente, calificaba de modelo «que será enseñado en el futuro en las facultades de salud pública como el ejemplo de lo que no hay que hacer en materia de vacunación». Ignorando los millares de voces que se levantan en contra de las nuevas vacunas contra el virus del papiloma, la OPEPS ha especificado que estas campañas comunes de comunicación podrían relacionarse con ellas.

En lo que se refiere a las crecientes reticencias del cuerpo médico y del gran público respecto a las vacunas, Claude Le Pen, catedrático y director científico de CLP-Santé, miembro del consejo de vigilancia de la CANAM, consideró que este resultado es «más bien el hecho de un *lobby* antivacunas, que es más fuerte que en otros países». Esta opinión fue compartida también por Alain Sabouraud, que declaró: «De cara al *lobby* antivacuna, los laboratorios no tienen una buena posición para hacer promoción de sus productos; en cambio, este papel podría confiarse al comité técnico de las vacunas». Isabelle Durand-Zaleski le pisó los talones subrayando «la capacidad de oposición, incluso de perjuicios, que tienen los *lobbies* antivacunas, que probablemente refutarán la legitimidad de los argumentos proporcionados en colaboración con la industria».

En cuanto a lo de que los «laboratorios están mal situados para hacer la promoción de la vacuna ante el *lobby* anti-vacuna», una no puede por menos que reírse cuando sabe cuál ha sido el papel esencial de los laboratorios en la época de la vacunación intensiva contra la hepatitis B. Todo el mundo se dio cuenta de su extraordinaria capacidad para transformarse en unos viajantes de comercio muy convincentes, que no dudan en manipular cifras y estadísticas desvergonzadamente. En la actualidad ocurre lo mismo con el Gardasil®, cuya publicidad congestiona todos los medios de comunicación; o lo mismo sucede todos los años en otoño,

¿UN *LOBBY*? ¿DE VERAS?

Una se pregunta qué concepto tienen de la palabra *lobby* los miembros de la OPEPS. Sin duda no es el mismo que tiene el resto de la población, porque el interés económico no se ha tenido en cuenta nunca a la hora de alertar a quienes son conscientes de los peligros de las vacunaciones. Hemos observado que hay un buen número de asociaciones, que estos diputados consideran *lobbies*, que tienen muchos problemas para hacerse oír y para conseguir indemnizaciones cuando sus asociados se quedan atados a una silla de ruedas. El *lobbismo* es una actividad muy onerosa que solamente las grandes multinacionales pueden poner en marcha de manera sistemática. Ciertamente, los *lobbies* verdaderos no están formados por «peligrosos antivacunas», sino por maleantes instalados en Bruselas o en el Pentágono preparados para cualquier cosa a fin de hacer que aumente su cifra de negocio.

cuando los medios nos informan de que «la nueva vacuna contra la gripe ya ha llegado y existe el riesgo de que no haya para todo el mundo».

Los miembros de la OPEPS han solicitado que se dé una remuneración a tanto alzado a los médicos de familia con el fin de incitarlos a participar más activamente en la vigilancia de las enfermedades que puedan prevenirse con las vacunas. Igualmente, han confirmado que la obligación de vacunar debe acompañarse asimismo de una aplicación efectiva de las sanciones previstas, como la privación de ciertas prestaciones sociales o el rechazo de inscripción en la guardería o en el colegio y, a nivel penal, una multa de 3.750 euros y seis meses de prisión:

> Conviene recordar a este respecto que las sanciones penales aplicables fueron armonizadas por la ley 293/2007, de 5 de marzo, que reforma la protección a la infancia. Esta disposición, tomada por iniciativa de la Asamblea Nacional, constituye la traducción legislativa de una propuesta de la Comisión de Investigación sobre las sectas, que había contabilizado aproximadamente setenta movimientos que desaconsejan todas las vacunaciones en detrimento de la salud de sus miembros.

En la OPEPS se vuelve a tomar el eterno discurso sobre las sectas y la Misión Interministerial de Vigilancia y Lucha contra los Desvíos Sectarios (MIVILUDES), que declaró: «Ciertos grupos sectarios rechazan los cuidados preventivos como las vacunaciones», haciendo notar que la Orden Médica observa un aumento del número de certificados de contraindicación de todas las vacunas.[95] Así pues, si rechazas una vacunación es que formas parte de una secta. ¿Qué decir entonces de todos los biólogos, virólogos e inmunólogos –y son legión– que cuestionan el fundamento de ciertas vacunas, si no de todas? ¿Serán miembros de una secta? ¿Estarán manipulados sin saberlo?

Pierre Barrucand, antropólogo, maestro de investigadores honorario del CNRS, se opone a esta secta «antisectas»:

> Y aparte de los hechos delictivos, ¿cómo se puede detectar la posibilidad de una desviación? Un informe de MIVILUDES,

> que abandona el estúpido concepto de «manipulación mental», habla de la posibilidad de un «cambio de la personalidad» que supone el «abandono de las antiguas referencias morales». ¿Y? Quizá quede una docena de *skinheads*, de militantes «neonazis» o de psicóticos. ¿Justifica eso la publicación de un folleto oficial, muy divertido por otra parte? [...] Es vergonzoso que un documento tan fantasioso haya podido editarlo un organismo oficial, ya que su naturaleza es provocar inquietudes injustificadas en las personas mal informadas.

Es cierto que las sectas deben tratarse como a toda persona que infrinja la ley, pero la MIVILUDES está en el origen de novecientos procedimientos que han dado lugar a ocho acciones judiciales que, para acabar, no han terminado más que en una sola condena: una multa de 5.000 francos. Así, se puede comprobar la vacuidad de sus acusaciones. Nuestros amigos europeos no se molestan en denunciar estos comportamientos, respaldados e incluso retribuidos por los poderes públicos, lo que parece impensable en un país libre. ¡No olvidemos que Francia está en segunda posición, ex aequo con Turquía, por su falta de respeto a los derechos humanos! Todo esto sería ridículo si los parlamentarios dejasen de apoyarse en estos argumentos para hablar de la salud pública y si el dinero de los ciudadanos no se despilfarrase de esta manera. Puesto que uno de los criterios para reconocer a las sectas es la manipulación mental, si queremos ser coherentes deberíamos plantearnos algunas preguntas sobre la manipulación mental que ciertas instancias sanitarias llevan a cabo.

Afortunadamente, hasta ahora ningún juez ha condenado a los padres de niños no vacunados. Porque la ley estaba en vigor para el bacilo de Calmette-Guérin (BCG) la víspera de que se retirase su obligatoriedad. ¿Qué habría pasado entonces si un padre hubiese sido condenado a una importante pena de prisión por una exigencia obsoleta?

Volviendo a la reunión de la OPEPS, ignorando como sus colegas todos los estudios que prueban que esta vacuna no sirve para nada, Bernard Debré ha insistido en la necesidad de reforzar la vacunación antigripal, en especial entre las personas de edad, y de promover la vacuna contra el virus del papiloma, que ¡«es un avance, ciertamente costoso, pero esencial para la mejora de la salud pública»!

UNA SOLA VERDAD EN EL TAPIZ DE MENTIRAS

La única declaración importante y exacta de la reunión de la OPEPS en el Senado, la del presidente Jean-Michel Dubernard –un cirujano muy reputado y miembro del colegio de la Alta Autoridad de Salud desde 2008–, que ha recordado con sabiduría que no existe ninguna prueba científica sobre la utilidad de las vacunas, parece no haberle interesado a nadie. ¿Hay alguien que la haya escuchado siquiera?

GENERAR MIEDO PARA VENDER MEJOR

El 4 de marzo de 2009, la OPEPS, su ponente Paul Blanc –senador de los Pirineos Orientales– e Yves Bur –diputado del Bajo Rin y ponente del proyecto de ley de financiación de la Seguridad Social–, reunieron en la Casa de la Química al conjunto del escalafón de las vacunas en Francia, a las autoridades de salud pública, al personal sanitario, a los laboratorios farmacéuticos y a la prensa médica alrededor del tema «las vacunas: una excelencia francesa que preservar». Entre los doscientos diez invitados se podía contar a sesenta y un representantes de los laboratorios.

Había que confeccionar un balance sobre la puesta en marcha de las siguientes medidas recomendadas en un informe: refuerzo de la enseñanza de la vacunología, formación continua de los médicos, obligatoriedad de la vacunación a las personas a cargo de pacientes, creación de un portal de Internet, «Vacunas», que agrupase al conjunto de las informaciones validadas por las autoridades sanitarias, capacidad de innovación y de investigación de los grandes laboratorios farmacéuticos presentes en el territorio nacional y, finalmente, financiación pública suficiente y enfocada a los proyectos prioritarios.

Los intervinientes subrayaron claramente que es «la percepción de un peligro inminente» lo que puede vencer las reticencias ante la vacunación. Se comprende así por qué insiste tanto la industria en la gravedad de las enfermedades y de las «epidemias que nos amenazan». Todos los poderes utilizan el miedo para dominar mejor, y quienes tienen como profesión «saber» practican sabiamente esta eficaz estrategia que permite conseguir la dependencia de los ciudadanos. Este instrumento de manipulación, gracias al cual es posible suprimir todo sentido crítico y explotar la credulidad de la población manteniéndola así en la ignorancia de los hechos esenciales, se ha utilizado siempre, pero hoy día funciona a mayor escala gracias a los medios de comunicación.

El profesor Jean Paul Escande denunció esos miedos sabiamente mantenidos en su obra *Acuso a los mercaderes del miedo*.[96] Según este médico, que considera que la medicina forma parte de la sociedad de consumo, «la mejor manera de hacer que se consuma medicina es alimentar la leyenda de que el cuerpo es frágil y sus agresores son todopoderosos». Así que, cada día, a la vez que se machaca con los progresos y, sobre todo, con las «esperanzas» científicas, económicas y sociales de nuestra época, que lógicamente deberían aportarnos felicidad y seguridad, los medios de comunicación siembran, y después mantienen con cuidado, el miedo entre los ciudadanos: miedo a la enfermedad –cáncer, sida, colesterol y muchas otras–, a la vejez, a la muerte e incluso a la vida.

Para Bernard Guennebaud, ya citado, el objetivo de la reunión de información parlamentaria era claramente el de incrementar el consumo interior acelerando especialmente la utilización de nuevas vacunas. Tras haber asistido al coloquio, planteó una pregunta: «Uno puede preguntarse sobre el verdadero móvil: ¿es la salud pública, o es una lógica económica que no teme sacrificar la salud de los ciudadanos para apoyar a un sector en una economía mundial en recesión?».

HUMANITARIA Y BENÉFICA

Es más fácil creer lo que se nos dice oficialmente que aventurarse en la independencia intelectual. ¡De hecho, no es la oposición, sino el conformismo y la inercia los que han sido siempre los obstáculos más serios para la evolución de las conciencias!

Gandhi

Al estimar que los estados no son lo bastante eficaces, un cierto número de «buenas personas» participan en el baile para echarles una mano y ayudar a las «poblaciones pobres». Entre los inversores particulares, Bill Gates y su esposa, Melinda, decidieron en el año 2000 invertir una parte de su fortuna personal, calculada por entonces en 43.000 millones de euros, para crear la Alianza Mundial para las Vacunaciones y el Fondo Mundial para las Vacunas en cooperación con el Banco Mundial, las OMS y Unicef. El matrimonio Gates confesó que estaban «estupefactos por la amplitud de la falta de implicación estatal» en este asunto. Por lo que parece, ellos tampoco están verdaderamente «informados». A lo mejor deberían navegar más por Internet para acercarse a las familias que desean ayudar.

JERINGUILLAS EN LUGAR DE AGUA Y ALIMENTOS

Ya en 1984, siempre con el mismo pretexto «humanitario», Charles Mérieux (del laboratorio del mismo nombre) le propuso a Charles Hernu, por entonces ministro de Defensa, la creación de una estructura doble: una biofuerza civil, para hacer el papel humanitario urgente y una biofuerza militar que asegurase la intendencia, las dos conocidas como Bioforce. El primer cometido de esta doble biofuerza iba a consistir en vacunar a 15.000 niños en Madagascar. Esta acción, que respaldó también Jack Ralite, ministro de Sanidad, sirvió fundamentalmente para deshacerse del stock de vacunas acumuladas en los laboratorios Mérieux, que se aprovecharon del dinero destinado a la ayuda humanitaria para lograr enormes beneficios. También colaboraron el Instituto Pasteur y el Centro de Transfusiones Sanguíneas. «La primera acción que tomó Bioforce fue la de emprender una campaña de vacunación en una población exangüe, muy expuesta a las enfermedades infecciosas», comentó la revista *Geo*, en septiembre de 1984. Esta acción no se mencionó en *L'Express* hasta el 13 de mayo de 1985.

Desde hace más de veinte años, los países «desarrollados» envían vacunas a los más pobres, donde los niños mueren de hambre y de falta de higiene, en lugar de ayudarles a tener agua limpia y alimentos. Estas campañas de vacunación sirven con frecuencia a fines políticos, económicos o militares, y también demasiado a menudo a las poblaciones se las considera como conejillos de indias. De esta manera, en

Alaska, en 1986, los servicios sanitarios administraron automáticamente a la población autóctona la vacunación contra la hepatitis B, siempre con el mismo pretexto. Según las instrucciones del hospital de Anchorage, algunos niños fueron vacunados sin consentimiento alguno por parte de sus padres.[97] Y según el *Daily News* de Anchorage, los Estados Unidos enviaron a médicos al lugar para que investigasen los gravísimos efectos secundarios que afectaron a más de 100 bebés en Bethel, de los que murieron algunos por causa de un virus llamado RSV (*Rous Sarcoma Virus*), que provenía de esta vacuna. La prensa no publicó jamás información alguna relativa a los resultados de esta investigación.

El profesor Onitotsho Stanislas Wenbonyama, pediatra del hospital Lubumbashi, en Zaire, declaró en el *Impact médecin* del 16 de diciembre de 1991: «Zaire ha sido el primer país africano en abrir las puertas a los investigadores. He visto llenarse las bibliotecas por un lado, y a la población vaciarse por el otro». Menos de dos meses antes, el 30 de octubre, en la emisión del programa *La evolución del siglo*, en FR3, este médico había formulado acusaciones aún más graves. Habló de «experimentación salvaje» para describir a los equipos franceses que llegaban al hospital y vacunaban a la fuerza a los niños.

El periódico *Le Point* del 20 de enero de 1996 indicaba que en la India se vacunaron 80 millones de niños contra la polio en dos días con vacuna oral. Esta campaña masiva, que requirió 500.000 puestos de vacunación, 2 millones de agentes y 10 millones de voluntarios, fue conducida como una operación militar contra terroristas peligrosos. En ella las metralletas se reemplazaron por jeringuillas, pero siempre por el bien de la población.

MÁS NOTICIAS RELATIVAS A LA «ERRADICACIÓN DE LA POLIO»

Hasta el 26 de marzo de 2012, los ministerios de Sanidad, las agencias de la ONU y las comunidades locales se unieron para llevar una campaña de vacunación contra la polio a veinte países africanos. Para lograr esta operación de tan gran envergadura, 400.000 vacunadores de buena voluntad fueron de puerta en puerta y de cabaña en cabaña con el fin de vacunar a más de 85 millones de niños menores de cinco años, fuera el que fuese su estado anterior de vacunación. El director general de la OMS para África, el doctor Luis Sambo, comentó que «la próxima campaña en África occidental y central tendrá como objetivo cubrir a la totalidad de los niños, vacunados o no, con el fin de estimular sus niveles de protección y de privar al virus del terreno fértil del que depende para sobrevivir». Este objetivo consistía en interrumpir en esas zonas la transmisión del virus de la polio en estado natural en 2012. «Ya sea porque tenemos éxito en erradicar la polio hoy, ya sea porque esta iniciativa va a flaquear mañana y la polio va a resurgir. Entonces volveremos a ver a millones de niños paralizados por esta enfermedad», declaró David Gressly, director regional de la Unicef para África occidental y central.

Ambroise Tshimbalanga Kasongo, presidente del Comité Africano PolioPlus del club Rotary International, hizo un llamamiento para que los otros donantes superasen el obstáculo y compensasen los 405 millones de dólares del déficit de financiación para 2012.

«Los progresos conseguidos este año en la India han demostrado lo que se puede hacer cuando nos concentramos en la tarea por cumplir. [...] En África el fin de la polio está a la vista, pero aún tenemos mucho por hacer». Ese es el soniquete que oímos desde hace lustros. Según los poderes públicos, para reducir los riesgos y las consecuencias de la importación del virus de la polio, la cobertura de vacunación por vía oral debe mantenerse por encima del 90% durante cierto número de años. Sin embargo, una evaluación que realizó la OMS en febrero de 2012 muestra la existencia de lagunas en las vacunaciones rutinarias en la mayoría de los países de África occidental, de los que solamente cinco han alcanzado o mantenido ese porcentaje de cobertura por encima del 90% desde 2008. Según la OMS, esta es la razón de que las campañas futuras de vacunación sean tan importantes de cara a reforzar los niveles de inmunidad de la población. La Iniciativa Global para la Erradicación de la Polio está conducida por los gobiernos nacionales, la OMS, el Rotary International, los CDC y la Unicef, con el apoyo de la Fundación Bill y Melinda Gates.

UN PUNTO IMPORTANTE QUE NO SE MENCIONA NUNCA EN LOS GRANDES MEDIOS DE COMUNICACIÓN

La India, tomada como ejemplo para promover la vacunación en África, informó en 2012 de su primer caso de virus de la polio derivado de la vacuna (VDPV, por sus siglas en inglés). Aunque este descubrimiento no pone en cuestionamiento su estatus de país libre de polio –porque solamente se contabilizan las infecciones provocadas por las cepas P1 y P3 del virus en estado natural–, según los expertos, el virus de la vacuna puede mutar hacia una forma que provoque parálisis. Tras haber sido excretado por los niños vacunados, el VDPV vuelve a tener su neuro-virulencia y a circular en el entorno con capacidad de extender la enfermedad. Esto es tanto más inquietante cuanto que es tres o cuatro veces más frecuente que el virus en estado natural.

Puesto que en los países pobres y desprovistos de higiene el virus de la polio se propaga por vía fecal, sería mucho más juicioso concentrarse en el sistema sanitario y en la nutrición, más que en proporcionar vacunas a gentes que no tienen con qué alimentarse adecuadamente y que llevan una vida precaria en un contexto sociopolítico incierto. Esta nueva epidemia de VDPV demuestra de forma magistral que el remedio es peor que la enfermedad. La polio derivada de la vacuna es clínicamente indiferenciable de la polio paralítica, pero dos veces más mortal. Como indica acertadamente One Click: «En la India, y por todas partes, los niños quedan paralizados por la vacuna que debe protegerlos. Esto es uno de los mayores escándalos de estos últimos diez años, y se extiende sin cesar».

Los expertos encargados del control de la polio están muy preocupados porque entre julio de 2009 y marzo de 2011 hubo 430 casos de VDPV en varios países, y porque mientras se siga insistiendo en inocular el virus natural atenuado, pero vivo, los niños más frágiles estarán sujetos a riesgos, como indican dos expertos de los CDC, Stephen Cochi y Robert Linkins, en el *Journal of Infectious Diseases*. Continuamos utilizando la vacuna oral con virus vivos con el pretexto de que la vacuna con virus inactivos es mucho más cara, 3 dólares la dosis, y mucho más difícil de administrar que la oral, que solo cuesta 0,15 dólares por dosis.

Ha habido años en que los Estados Unidos renunciaron a administrar esta vacuna usando en su lugar la desactivada, mientras que la vacuna oral atenuada es la única que se utiliza en todo el mundo para vacunaciones en masa.

El *JAMA* mencionó que entre los años 1988 y 1993 no existía una relación proporcional entre la cobertura de la vacuna y el número de casos declarados de poliomielitis. Esta constatación se basaba en las cifras proporcionadas por la OMS durante ese período de tiempo. En aquella época, en los países del Mediterráneo oriental, foco endémico de esta enfermedad, la cobertura de vacunación había pasado del 69 al 75%, lo que no evitó que se pasase de 2.332 casos a 2.451. Ya el *Panorama du médecin* (número 4.165, 1995) preguntaba si en el año 2000 los médicos seguirían aceptando vacunar contra la poliomielitis al precio de «algunas parálisis iatrogénicas». Es importante saber que las parálisis posvacuna, llamadas «de forma poliomielítica», no se declaran como poliomielitis verdaderas.

Entre 1996 y 2009 se registraron 608.832 casos de parálisis flácida aguda* (AFP, por sus siglas en inglés) en todo el mundo, y durante el mismo período se identificaron 39.131 casos de polio.

En la India los casos de polio pasaron de 24.257 en 1988 a 4.793 en 1994, mucho antes del programa de erradicación. Todos los casos de AFP se diagnosticaron como polio más allá de los sesenta días. En 2005 hubo 10.055 casos de AFP «no-polio» en el estado de Uttar Pradesh, y el Informe Público de Salud, que estudió cuidadosamente el problema, daba cuenta de que a la mayoría de los casos no se les había hecho seguimiento. De los 10.055 casos, 209 eran de polio

* Esta enfermedad hace que los músculos se vuelvan blandos y flojos, debido a varias causas posibles.

o compatibles con la polio; de los restantes casos solamente se hizo seguimiento a 2.553. Entre ellos, 898 se habrían calificado como polio según la definición antigua, y 217 murieron de la enfermedad. Si se extrapolan estos casos a aquellos a los que no se les hizo seguimiento, puede verse que aproximadamente 4.800 afectados sufrieron parálisis o murieron de la AFP nopolio (NPAFP) aquel año. Y si comparamos esos casos con los 4.793 casos de polio que se dieron en la India en 1994, se comprende que el Instituto de Vigilancia de la Poliomielitis del país no hubiese tenido interés en hacer seguimiento de estos casos. Cada año aumentan los casos de parálisis flácida aguda en la India, y, según la OMS, en 2009 hubo un total de 50.416, de los que solamente 752 eran debidos a la polio.

En la actualidad, los doctores Neetu Vashisht y Jacob Puliyel, del servicio de pediatría del hospital Saint Stephens de Nueva Delhi, confirman estos dictámenes, ignorados por el gran público, y declaran a su vez en el *Indian Journal of Medical Ethics* del mes de abril de 2012 que «el beneficio económico de erradicar la polio, tanto tiempo prometido al país, no llegará jamás», porque los médicos saben muy bien que esta erradicación es imposible.[98]

La OMS afirma que 5 millones de niños han sido salvados de la parálisis. Es instructivo conocer de dónde sacan esas cifras. Según el doctor Puliyel, en 1988 hubo 32.419 casos de poliomielitis paralítica. La OMS aumentó de manera arbitraria diez veces esta cifra, con el pretexto de que no se declararon todos los casos, por lo que indicó que hubo 350.000 afectados. En el año 2004, con el cambio de definición, solamente los cultivos de parálisis positivas al virus se consideraron como polios, con lo que los casos bajan a

2.000. Si se sustraen esos 2.000 casos a los 350.000 estimados, quedan 348.000 niños salvados de la parálisis en aquel año. Así es como se manipulan las estadísticas.

Otro hecho fundamental en la historia de la vacunación antipoliomielítica es el que resulta de un estudio realizado en Alemania Occidental en 1962, revelado por un artículo del *Concours médical* del 20 de septiembre de 1969, pero que sigue estando de actualidad. Los investigadores observaron una modificación muy significativa de las poblaciones de enterovirus, huéspedes habituales del intestino después de esta vacunación. La cantidad de virus de polio disminuía un 78%, mientras que los virus *Echo* y *Coxsachie* aumentaban en un 455%. Así pues, se observa que una vacunación puede desencadenar un enorme incremento de los virus habitualmente saprofitos, que desplazan de ese modo a los otros tipos de virus. Este desequilibrio ecológico se manifiesta además por una modificación en el comportamiento de los virus inofensivos, que se pueden volver patógenos. En ese caso, ¿por qué alterar la simbiosis establecida entre el huésped y el virus?, ya que el 95% de las personas está inmunizado de manera natural contra la polio con independencia de cualquier vacunación, como afirma el doctor Morton Klein, de Filadelfia.

Nuestra guerra contra la polio no ha terminado –declaró T. Jacob John, director honorífico del Departamento de Virología del Christian Medical College, de Vellore–. Incluso si la India se quedase libre de polio en los dos próximos años, será preciso establecer una estrategia para erradicar todas las polios, incluidas las infecciones por el VDPV».

Esto hace que la incidencia de NPAFP sea hoy día doce veces superior a la que ellos temían, y que en los distritos de

Uttar Pradesh y de Bihar, vacunados cada mes, o casi, la incidencia de esta enfermedad es entre veinticinco a treinta y cinco veces superior a lo que establecen las normas internacionales.

Es difícil no perderse entre todas estas denominaciones: VDPV, NPAFP, AFP polios y nopolios, con parálisis o sin ella... pero lo único que hay que comprender es que hemos cambiado una enfermedad natural por varias enfermedades iatrogénicas. Asimismo, mientras que la campaña contra la polio en la India comenzó con una donación de 2 millones de dólares que venían de los países ricos, según los doctores Vashisht y Puliyel:

> El gobierno indio tuvo que financiar una campaña muy cara, que costó al país cien veces más que el valor de la subvención inicial. [...] Para el país esta acción fue extremadamente costosa, tanto en términos de sufrimiento humano, como monetarios. Sería muy interesante calcular lo que habría podido hacerse si esos 2.500 millones de dólares destinados a intentar erradicar la polio se hubieran dedicado a purificar el agua, a mejorar las condiciones sanitarias y a la inmunización de rutina.

Los autores indicaron que en 2011, mientras la OMS proclamaba la erradicación de la polio en la India, existían en el país 47.500 casos de NPAFP y su número aumentaba en proporción a las dosis de vacuna antipolio recibidas. De la misma manera, los casos de parálisis poliomielítica asociada a la vacuna (VAPP, por sus siglas en inglés), en los que los síntomas paralíticos son idénticos a los causados por el virus natural de la polio, aumentan tras la administración de la vacuna. No solamente los síntomas de parálisis asociadas a las NPAFP y a las VAPP son peores que los generados por el virus natural, sino que pueden venir acompañados igualmente de otros efectos negativos que implican daños neurológicos.

Llegaron a la conclusión de que estas vacunas repetidas cada mes debían cesar: «Haríamos mejor gastando nuestro dinero en controlar la poliomielitis para que quede por debajo de un nivel aceptable que en intentar erradicar la enfermedad».

También criticaron con fuerza a la OMS y a Bill Gates, que deben de saber muy bien que este proyecto es irrealizable: «Animar desde hace diez años a que los países pobres se gasten sus escasos recursos en un sueño irrealizable es contrario a la ética».

No puedo más que aplaudir encarecidamente estas palabras. Proveer a estos países de higiene y agua potable no produce dinero a las grandes empresas farmacéuticas y no les interesa ni a Bill Gates, ni a la Unicef, ni a la OMS, que mostró sus relaciones con la industria y su capacidad de ocultar la verdad con toda impunidad en el transcurso de la desastrosa campaña contra el virus H1N1. ¿Cómo podemos confiar en ellos todavía? ¿Cómo se puede conceder el menor crédito a los fabricantes de vacunas, que tienen garantizada la impunidad en caso de incidentes?

Y cuando hayamos reemplazado más o menos la polio por enfermedades iatrogénicas tan graves, más mortales y más frecuentes, ¿qué harán la OMS, Bill Gates y compañía? Porque es evidente que no habrá vacunas contra estas enfermedades.

A este respecto, la conclusión de un médico tunecino, el doctor Mohamed Bouguerra, de la Facultad de Ciencias de La Universidad de Túnez y director de investigación asociado al CNRS, es inapelable: «Las vacunaciones masivas en el Tercer Mundo no han reducido la mortalidad infantil y, en cambio, han privado a estos países de una ayuda que habría sido mucho más valiosa: ayuda alimentaria básica y distribución de agua limpia».[99] De hecho, los que mueren de sarampión en esos países no mueren por la enfermedad, que no es más que un detonante, sino por la falta de higiene, de agua limpia, de alimentos sanos, y porque su sistema inmunitario ya no funciona. La enfermedad no es más que un desencadenante entre muchos otros.

En 1990, la OMS lanzó una campaña para vacunar contra el tétanos a millones de mujeres de entre quince y cuarenta y cinco años en Nicaragua, México y Filipinas. La vacuna no se administró ni a los hombres ni a los jóvenes, aunque los riesgos de contraer la enfermedad son idénticos para los dos sexos. Por razón de esta llamativa anomalía, el Comité Pro Vida de México, una organización católica, estudió la composición de las vacunas. En aquella época conocí al padre Giorgio dell'Aglio, biólogo, especialista en planificación familiar y métodos anticonceptivos naturales, en el Centro de Estudios y de Investigación sobre la Regulación Natural de la Fertilidad, adscrito a la Universidad Autónoma de Guadalajara, en México. Me afirmó que la vacuna enviada por la OMS y administrada únicamente al sexo femenino contenía una hormona, la gonadotropina coriónica humana, que combinada con los antígenos del tétanos, volvía a las mujeres incapaces de llevar a buen término sus embarazos. Ninguna de estas mujeres fue advertida jamás del aspecto abortivo de la vacuna.

DEFENSORES FIEROS

Existen numerosas asociaciones que con el pretexto de defender la salud de los niños no hacen en realidad más que defender con perseverancia a las vacunas y a los laboratorios. Hace muchos años que el Congreso estadounidense se interesa por las relaciones económicas que existen entre las empresas farmacéuticas y el gobierno, los médicos, los investigadores, los hospitales, las asociaciones y las universidades. El senador Charles Grassley ha investigado recientemente las que se dan entre las empresas farmacéuticas y la Asociación Psiquiátrica Estadounidense. Declaró: «Al fin he comprendido que el dinero de la industria farmacéutica puede modificar las prácticas de las organizaciones sin ánimo de lucro, que afirman que son independientes tanto en su manera de pensar como de actuar».

Con el fin de satisfacer sus ilimitadas ambiciones, los fabricantes de vacunas –Big Pharma, como se los llama en los países anglosajones– se aseguran la colaboración de «expertos» que se jactan de ser perfectamente independientes y muy a menudo dirigen asociaciones que se consideran a sí mismas caritativas. Todos ellos afirman en voz alta y clara que las vacunas son perfectamente seguras. Así ocurre con la asociación Every Child by Two, que se menciona frecuentemente como ejemplo en los Estados Unidos. Pues bien, el 25 de julio de 2008, la televisión estadounidense divulgó los resultados de una investigación sobre la independencia de estos empedernidos defensores de las vacunaciones, y resulta que los que tanto ensalzan las vacunas tienen importantes intereses económicos en la industria farmacéutica que fabrica y vende dichas vacunas.

Antes de la emisión de este reportaje de la CBS News, la periodista Sharyl Attkinsson mencionó las dificultades con las que se encontró para conseguir ciertas informaciones. Por ejemplo, un eminente especialista que había sido invitado a hablar de la seguridad de las vacunas se negó a confesar lo que recibía de la industria. En cuanto a los fabricantes, eludieron las preguntas relativas a las instituciones, a los médicos o a los proyectos de investigación, así como entregar la lista de los médicos fichados como investigadores y la de los asesores, o la de los fondos concedidos a las asociaciones supuestamente independientes. Tampoco aceptaron hablar en absoluto de los organismos sanitarios y de las entidades gubernamentales como el Instituto de Medicina Ocupacional, los CDC y la FDA.

«Les sorprenderá observar que a pesar de todos esos rechazos hayamos sido capaces de conseguir suficiente información como para llenar nuestro programa de punta a punta. Pero les asombrará aún más lo que hemos descubierto», comentaba Sharyl Attkinsson. Así pues, su investigación presentó los entresijos de Every Child By Two, una asociación sin ánimo de lucro fundada por Rosalynn Carter, esposa del antiguo presidente estadounidense, Jimmy Carter, y Betty Bumpers, esposa del antiguo gobernador de Arkansas. Las dos elogian, en todos los tonos y en todos los medios de comunicación, los beneficios de las vacunaciones tempranas para todos los niños. El grupo admite que recibe dinero de la industria farmacéutica, pero se niega a decir cuánto. En esta asociación caritativa, que dispone de un presupuesto anual de cerca de 1 millón de dólares, pero que funciona con un máximo de tres empleados alojados en un modesto despacho en las afueras de Washington, todo está muy lejos de ser transparente. Sin embargo, entre sus donantes descubrimos al laboratorio Wyeth, que le concedió 485.155 dólares en 2004, 836.690 en 2005 y 752.630 en 2006. Craig Engesser, portavoz de Wyeth, trabajó también como tesorero de la asociación.

Every Child By Two trabaja también mano a mano con la Academia Estadounidense de Pediatría, que recibe millones de dólares de la industria farmacéutica para conferencias, donaciones, educación de los estudiantes e incluso la construcción y el amueblamiento de sus oficinas. El secreto sigue siendo absoluto sobre las cantidades totales entregadas, pero hay documentos públicos desde donde se filtran algunas informaciones. Así que el laboratorio Wyeth, fabricante de la vacuna contra el neumococo, entregó 342.000 dólares a la Academia. Por su parte, Merck le concedió 433.000 dólares el año que la Academia hizo la promoción de la vacuna contra el VPH. Sanofi-Aventis, que fabrica diecisiete vacunas diferentes, así como una hexavalente que acaban de añadir al programa de vacunaciones de los niños, se cuenta también entre los generosos donantes de la Academia. Finalmente, Paul Offit, el pediatra que se permitió afirmar que un bebé podía tolerar diez mil vacunas a la vez, se negó a que CBS News le entrevistase. Muy comprensible, ya que Merck le concedió 1,5 millones de dólares para un proyecto de investigación, y porque ostenta en asociación con el laboratorio la patente del Rotateq®, cuyas acciones se vendieron por 182 millones de dólares al contado. ¿Cómo podrían denigrar estos socios unos productos que les generan tales beneficios?

El programa estaba salpicado de numerosos testimonios de padres que contaban el martirio por el que pasaron sus hijos antes de que fuesen reconocidos como autistas. Todos ellos manifestaron claramente su disgusto por esta industria, que no tiene en cuenta los numerosos incidentes, a menudo mortales, que genera. Podemos estar seguros de que estos ejemplos son representativos de lo que ocurre por todas partes del mundo, porque los laboratorios son multinacionales y las reacciones del cuerpo humano ante los productos tóxicos son idénticas, sea cual sea la nacionalidad. En todas partes sucede que la información, cuando existe, se mutila y se falsifica, y después la repiten hasta la saciedad los poderes corruptos, los médicos mal informados y los pacientes, preparados para «tragárselo» todo en el momento en que una «autoridad de referencia» profiere una mentira, por gorda que sea.

En Francia, la mayoría de las revistas dedicadas a la salud son carteles anunciadores de los laboratorios, que manejan los hilos a escondidas y que garantizan, por medio de terceros, el continuo lavado de cerebro al que someten tanto a los médicos como a la población. Por esta razón es necesario informarse con toda imparcialidad, con el fin de estar seguros de que estas publicaciones son verdaderamente independientes y que no tienen relación alguna con los laboratorios fabricantes.

LA MEDICINA, UNA NUEVA RELIGIÓN

Según Platón, Sócrates fue condenado a muerte porque no creía en los dioses admitidos por el Estado. Más tarde, la Inquisición quemó todo lo que sobrepasaba su entendimiento o que podía poner en peligro la hegemonía de la Iglesia católica, que nos enseñó a aceptar los dogmas sin intentar comprenderlos. En nuestros días, como ya decía George Bernard Shaw: «No es que hayamos perdido la fe, es que simplemente la hemos trasladado a las profesiones médicas». La fe en esta nueva religión se ha convertido hoy día en un verdadero fanatismo, y los dioses han sido sustituidos por profesionales y expertos. Ya no se reflexiona, se «cree». Podríamos parodiar a Shaw diciendo que «la ciencia es una nueva religión y la vacunación es su agua bendita». Insistimos en aplicar esta regla tan bien establecida escuchando las imposiciones de los déspotas, que ciertamente no son religiosos, sino «científicos». No tenemos ni la más mínima idea sobre su validez, y nos olvidamos a menudo de cuántos de ellos han sido desmentidos y han estado incluso en el centro de algunos escándalos en el curso de los últimos años.

En su obra *La teología de la medicina*,[100] el doctor Thomas S. Szasz, psiquiatra y catedrático emérito de la Universidad de Siracusa, en el estado de Nueva York, observa: «Los pueblos tienen indudablemente gustos masoquistas: antaño se sometían como víctimas a los sacerdotes, atribuyéndoles poderes médicos; hoy se ponen a los pies de los médicos, a los que atribuyen poderes mágicos». Por otra parte, como ya he dicho, todos los poderes utilizan el miedo para dominar mejor. Lo más llamativo es que este miedo, que arroja a los consumidores a las vacunas, no funcione en absoluto, o casi en absoluto, en el otro sentido, y que estas vacunas, plagadas de moléculas potencialmente peligrosas (además de las bacterias y los virus), no les produzcan ningún temor.

Va siendo hora ya de sacudirse el yugo de las ideas preconcebidas, ya que la información debería ayudarnos. Cuando conocemos la connivencia que hay entre los políticos, los expertos en salud pública y los laboratorios; cuando vemos los colosales intereses que representan las vacunas en todo el mundo y, sobre todo, cuando conocemos la existencia de millares de víctimas, ¿cómo podemos creer aún que el objetivo de los laboratorios sea la salud de las personas?

CUANTO MÁS GORDA ES LA MENTIRA, MEJOR CUELA

En marzo de 2009, la revista *Anesthesiology News* revelaba que desde 1996 un anestesista norteamericano, el doctor Scott Reuben, había publicado veintiún artículos científicos «amañados» que describían los beneficios de ciertas moléculas milagrosas y que, de hecho, no eran más que una mezcolanza de estadísticas sin fundamento. Los pacientes que se suponía que habían probado ciertos medicamentos no habían existido jamás. Reuben se lo inventó todo y las revistas científicas no vieron nada, pero, fiándose de estos resultados fraudulentos, millones de personas se tragaron moléculas muy reales, que han producido sumas colosales a las empresas que la comercializan, Pfizer, Merck o Wyeth. Como por casualidad, Pfizer concedió entre 2002 y 2007 cinco subvenciones para investigación a este médico, que también era uno de los representantes titulados que hacían presentaciones pagadas. La prensa estadounidense calificó a este médico como «el doctor Madoff de la farmacia», en referencia al financiero estafador. Este está muy lejos de ser un caso aislado: ya he citado docenas de ellos en mis obras anteriores mostrando que no se puede confiar en esta industria porque utiliza medios que pueden calificarse de «mafiosos».[101]

LA PRENSA INDEPENDIENTE, UN REHÉN

De manera consciente o no, ciertas revistas facilitan la publicación de trabajos que han sido financiados por grandes empresas farmacéuticas con la bendición de todas las instancias sanitarias. En cambio, el Comité Paritario de Publicaciones y Agencias de Prensa –evidentemente bajo influencia– multa a las revistas independientes de salud que se arriesguen a menoscabar el dogma de las vacunas. La mayoría de las publicaciones relativas a las medicinas llamadas suaves y las terapias no institucionalizadas lo han sufrido y ya no se benefician del IVA al 2,1%, que es el caso de la prensa de información general. La revista *Nexus* pasó por esta situación cuando criticó «en numerosos artículos las conquistas positivas de la ciencia, dudando de la inocuidad de las vacunas y, por lo tanto, el principio mismo de la vacunación».

Normalmente, para tener derecho al Comité Paritario todas las publicaciones deben presentar un «carácter de interés general»; pero ¿cuáles son los criterios que permiten definir este interés cuando los responsables no poseen ninguna capacidad científica o médica? ¿No está la prensa para informar objetivamente y representar una oposición al poder? ¿Es que tiene que informar siempre en el sentido autorizado por los poderes públicos o económicos? ¿Cómo puede existir un debate de ideas si las opiniones divergentes ya no tienen derecho a expresarse? ¿Acaso el pensamiento único es obligatorio, al igual que las vacunas? Sin embargo, a las revistas y periódicos que son portavoces de la industria farmacéutica, en especial aquellos que no contienen más que publicidad encubierta, tienen todo el derecho a los favores administrativos. ¿Es ese nuestro concepto de democracia?

LOS QUE RECHAZAN EL DOGMA DE LAS VACUNAS

Los medios de comunicación se guardan mucho de publicar que la práctica de la vacunación disminuye cuando aumentan el nivel de instrucción y la categoría socio-profesional de la gente. Según *Le Courrier d'Alis* de septiembre de 1994, «solamente un 68,3% de los padres que como mínimo tienen el bachillerato vacunan a sus hijos, frente al 82%, o más, entre los obreros». ¿Ocurre eso porque los obreros tienen más confianza en sus médicos, o porque las clases más instruidas tienen acceso a otras fuentes de información?

Evidentemente, son los padres más ecologistas y naturalistas los que menos vacunan a sus hijos. La resistencia contra las campañas de vacunación es más marcada en el sur que en el norte de Francia, y más aún en los ambientes rurales. Podríamos creer que el hecho de vivir más en contacto con la tierra hace que se conserve mejor el sentido común. En lo que se refiere a los médicos, aquellos que llevan a cabo más de veinticinco intervenciones al día y los que cubren guardias tienen tendencia a vacunar más que los demás. Podríamos deducir de ello que lo que separa la medicina individualizada de la medicina masificada es el respeto por los preceptos hipocráticos aplicados a cada persona en función de lo que le es propio: «Ante todo, no perjudicar».

A petición del Centro Internacional de la Infancia, la socióloga Claudine Marenco, directora de investigación en el CNRS, publicó en 1986 un estudio sobre la «aceptabilidad de las vacunaciones infantiles» que explicaba por qué había tomado la vacunación de los niños en Francia el carácter de una institución incuestionable: «Para las madres de familia, la vacunación es mucho menos objeto de conocimiento que de fe y de reglas». El estudio demostraba que «la obligatoriedad de las vacunas hace de las familias una clientela cautiva para el pediatra y el médico de familia». La situación no ha evolucionado mucho desde esa época.

LOS NIÑOS ESTÁN CADA VEZ MÁS ENFERMOS

Al hilo de las páginas precedentes hemos descubierto que una gran cantidad de médicos han observado que los niños no vacunados son más saludables, claro está que en poblaciones bien alimentadas y en buenas condiciones higiénicas. Los países donde más se vacuna son los que tienen las tasas de enfermedad más altas, como ocurre en los Estados Unidos. Hemos sustituido las enfermedades benignas de la infancia por patologías graves. A escala mundial, como observa el doctor Michel Odent en *JAMA*,[102] el asma infantil se ha convertido en el problema número uno de la pediatría. En un estudio comparativo entre 243 niños vacunados y 203 no vacunados, el doctor Odent indica una frecuencia más alta de todas las enfermedades entre los vacunados, en especial las otitis y las crisis de asma.

Según la OMS, en el conjunto de la Europa occidental la incidencia del asma se ha duplicado en diez años. En Suiza, el 8% de la población la padece, mientras era solamente el 2% hace veinticinco o treinta años. En Alemania se calcula que hay 4 millones de asmáticos. Desde el inicio de la década de 1980, el número de asmáticos ha aumentado más del 60% en los Estados Unidos, donde las muertes debidas a la enfermedad se han duplicado hasta llegar a 5.000 al año. En Japón se contabilizan aproximadamente 3 millones de afectados por el asma. En Australia la sufre 1 niño de cada 6 de entre los menores de dieciséis años. A nivel mundial se registran más de 180.000 muertes anuales debido a esta enfermedad. ¿Por qué hay tantos niños asmáticos?

Aunque las instancias de salud pública atribuyen estos aumentos a la contaminación atmosférica –que ciertamente no se ha incrementado en esos países en esas proporciones–, son numerosos quienes estiman que las vacunaciones y la desaparición de las enfermedades infantiles favorecen el asma y las alergias de todas clases. En estos países el porcentaje de vacunación contra la SPR, la poliomielitis, la DTP y la hepatitis B es de un 95%. Según un estudio del hospital Churchill de Oxford, el importante aumento del asma (que se ha duplicado en Francia desde hace veinte años, con 3.500 muertes anuales) está más ligado a las vacunas (BCG, tosferina y sarampión) que a la contaminación.

En 1997, un artículo aparecido en *Science* bajo el título «Una epidemia en ausencia de infección» llegaba a la conclusión de que «las enfermedades infecciosas de la infancia pueden proteger, paradójicamente, del asma». Ese mismo año, en *Epidemiology*, unos investigadores neozelandeses expusieron una hipótesis parecida. De hecho, un estudio realizado con 1.265 neozelandeses nacidos en 1977, de los que 23 no estaban vacunados, demostró que ninguno de estos últimos padecía de asma. Entre los otros 1.242, que habían recibido ya sea la vacuna anti-polio, ya sea DTP, el 23% sufría crisis asmáticas y el 30% había debido consultar al médico por diversas alergias.

En 1996, *The Lancet* publicó unos estudios daneses y británicos que demostraban que ciertas enfermedades infantiles, en especial el sarampión, protegen de las alergias. Estos estudios comparaban a dos grupos de jóvenes de entre catorce y veintiún años de edad en Guinea-Bissau, África occidental. El primer grupo se había contagiado de sarampión durante la epidemia de 1979 (antes de que la vacuna se utilizase allí), y los otros habían sido vacunados. Los investigadores observaron un 26% de alergias en el segundo grupo, el doble que en el primero.

Del mismo modo, la aterosclerosis era casi desconocida en los niños antes de la introducción de la vacuna contra la hepatitis B, aunque casos muy raros se describieron a mitad del siglo XIX.[103] Como indicó el doctor Dominique Le Houezec, pediatra y asesor médico de REVAHB:

> El 30% de las enfermedades desmielinizantes registradas en niños menores de quince años aparecieron en el período de un mes tras una vacunación, lo que incrementa notablemente la incidencia en este lapso de tiempo. Las características de estas observaciones muestran un ligero predominio femenino, con una proporción-sexo entre chico-chica de 0,42 para los SEP (67 casos) y de 0,55 para las demás desmielinizaciones (33 casos).

En cuanto a la diabetes, aunque no se puedan ignorar los mecanismos de autoinmunidad producidos por ciertos compuestos alimentarios (proteínas de leche, gluten, etc.), o los efectos de una alimentación cada vez más rica en productos refinados y transformados, la bibliografía médica informaba ya en 1947 de una reducción de las tasas de glucosa en sangre en ciertos niños que habían recibido la vacuna contra la tosferina.

Seguidamente, durante las décadas de 1960 y 1970, los investigadores empezaron a preguntarse sobre las vacunas de virus vivos, que podrían contribuir al surgimiento de la diabetes. El *New Zealand Medical Journal* del 24 de mayo de 1966 publicó las revelaciones de un médico norteamericano, el profesor Barthelow Classen, sobre una posible relación entre la vacunación contra la hepatitis B y la diabetes insulinodependiente. En 1988 se procedió en Nueva Zelanda a una campaña de vacunación masiva, y el 70% de los niños menores de dieciséis años recibieron la vacuna. En el transcurso de los tres años siguientes se dio un aumento del 60% en el número de casos de diabetes insulinodependiente. Para el profesor Classen es la liberación de interferón que se desencadena por la vacunación lo que está en el origen de este aumento de diabetes. Pero la vacuna contra la hepatitis B no es la única que provoca este fenómeno.

Tras los accidentes, el cáncer es la segunda causa de mortalidad entre los niños de menos de doce años. Los principales cánceres que afectan a los niños son las leucemias (aproximadamente el 30% de los casos malignos), seguidas por los tumores del sistema nervioso central (20%), los linfomas, la enfermedad de Hodgkin, los tumores del sistema nervioso simpático o neuroblastomas, los tumores renales (nefroblastomas, o tumores de Wilms) y los tumores óseos. ¿Por qué aparece la enfermedad (que en general tarda años en desarrollarse) a una edad tan temprana? ¿Por qué una enfermedad degenerativa tan precoz?

Como el cáncer es una dolencia que a menudo tiene múltiples causas, es difícil responder a estas preguntas de una manera precisa. Sin embargo, se pueden aventurar algunas pistas en relación con la vacunación. La relación entre ciertos virus y algunos cánceres es un hecho médicamente aceptado. En el mes de mayo de 1960, la revista *Science et vie* indicaba que un biólogo acababa de demostrar experimentalmente que al vacunar a sus cobayas con todas las vacunas que eran obligatorias por entonces, se provocaba leucemia entre sus descendientes, lo que le llevó a preguntarse si estas vacunas podrían tener los mismos efectos en los seres humanos y fuesen las responsables del aumento de leucemias entre los niños franceses. En la misma línea de pensamiento, la revista

Science del 7 de noviembre de 1986 publicó los resultados de unos experimentos llevados a cabo en Los Ángeles, que demostraron que dos virus inofensivos, puestos en presencia el uno del otro, pueden recombinarse y dar nacimiento a un «mutante» patógeno. Esta cepa virulenta puede entrar entonces en conflicto con su huésped y desencadenar una enfermedad, o incluso la muerte.[104]

La frecuencia de la artritis juvenil crónica se ha más que duplicado desde hace diez años. En Francia ha pasado de entre 5.000 y 10.000 casos en 1990 a más de 20.000 actualmente. La artritis crónica afecta ahora a 1 estadounidense de cada 5 (el 20%). Desde la puesta en marcha de la campaña de vacunación masiva, esta enfermedad, que se manifestaba en los niños antes de la segunda dentición y que afectaba más a las niñas, parece que golpee ahora igualmente a los dos sexos, y cada vez más a los lactantes. Hay muchos padres que cuestionan las vacunaciones y especialmente la vacuna contra la hepatitis B. Con la firma del doctor Escoffier-Lambiotte, el diario *Le Monde* del 12 de noviembre de 1970 mencionaba ya los trabajos de varios investigadores norteamericanos que mostraban el papel que tiene el virus de la rubeola en la aparición del reumatismo:

> Una serie de trabajos recientes han demostrado que las células sinoviales (que rodean las articulaciones) sanas en cultivos, se ven alteradas gravemente por el virus de la rubeola, mientras que las mismas células extraídas de alrededor de articulaciones «reumáticas» se le resisten. Esto parece confirmar que los virus tienen un papel importante en ciertos procesos reumatoides.

Los mismos investigadores descubrieron que el suero de los enfermos que hubieran tenido la rubeola impedía la aparición de lesiones reumáticas en cultivos celulares. Todavía en 1970, el Servicio de Salud, Educación y Bienestar de los Estados Unidos reconoció que «en el 26% de los niños vacunados contra la rubeola en el curso de un programa de ensayo nacional se habían desarrollado artritis y dolores reumáticos. Varios de ellos hubieron de ser hospitalizados».

Estas observaciones se confirmaron después. Por ejemplo, en 2002, el VAERS publicó los resultados de un estudio que examinaba la repercusión de las vacunas contra la rubeola y la hepatitis B en el desarrollo de artritis crónica en el adulto.[105] Los investigadores evaluaban esta repercusión en relación con la de una vacunación contra la difteria y el tétanos. Según sus resultados, fueron las mujeres las más afectadas (tres veces más que los hombres) por la artritis que siguió a las vacunaciones, y esto desde los diez o quince días siguientes a la inoculación de las vacunas y durante al menos un año. La vacuna contra la rubeola aumentaba entre un 32 y un 53% el riesgo de artritis, mientras que la vacuna contra la hepatitis B lo elevaba entre el 5 y el 10%. En julio de 2009, la revista *Vaccine* informó del caso de una niña de once años afectada de artritis juvenil, estabilizada desde los siete años. Cinco días después de la vacunación contra la rubeola, esta niña vio cómo su artritis volvía con fuerza brutal. Sus médicos creían que no era debido a la vacunación misma, sino a un «mimetismo molecular entre el virus de la rubeola y la artritis juvenil».[106]

En el transcurso de los veinte últimos años, las enfermedades autoinmunes o neurológicas se han multiplicado, las tasas de problemas de atención se han duplicado, los problemas de aprendizaje se han triplicado y el autismo ha aumentado de manera vertiginosa por todo el mundo. El doctor Andrew Wakefield hace sonar la alarma:

> Estamos en el núcleo de una epidemia a escala internacional. Los que tenían a su cargo encontrar sus causas y aportar los remedios han fracasado. Entre las razones de este fracaso está el hecho de que esta gente ha tenido que enfrentarse a la perspectiva de que ellos mismos podrían haber sido los responsables de esta epidemia. Desde ese momento, todo lo que emprenden para poder disculparse solamente puede, de hecho, retrasar el progreso. Creo de veras que los responsables de sanidad saben oportunamente que existe un problema, que sin embargo quieren negar, y aceptan la pérdida de un número indeterminado de niños porque creen que el éxito de su política de salud pública –la vacunación obligatoria– conlleva inevitablemente sacrificios. Ni yo, ni ninguno de mis colegas podemos aceptar la creencia de que haya un solo niño que sea «sacrificable». ¡Ya hemos tenido que ver creencias semejantes en el curso de la Historia![107]

Para tranquilizarnos, los fabricantes de vacunas confiesan que no se debería vacunar a un niño que no presente una respuesta inmunitaria satisfactoria. Pero en eso hay una contradicción, porque, según el informe del Comité Médico de la Fundación de la Deficiencia Inmunitaria, publicado en 1992, «la mayoría de las deficiencias inmunitarias no se pueden diagnosticar antes de la edad de un año». Sin embargo, antes de un año el niño ha recibido ya una buena dosis de vacunas. Así pues, es innegable que esta práctica es irresponsable y peligrosa, y que cada vacunación de un niño supone participar en un juego de ruleta rusa.

Según la medicina oficial, la salud consiste en ausencia de enfermedad, lo que ha generado lo que se conoce como «medicina preventiva». Este concepto se ha impuesto sin discusión y ha permitido que se den toda clase de desviaciones, puesto que el objetivo es la desaparición total de las enfermedades. Sin embargo, la verdadera prevención no consiste en multiplicar las vacunas para «prevenir» las enfermedades. Como ya he dicho anteriormente, deberíamos abandonar esta mentalidad de guerra contra las bacterias y los virus sin temerlos, porque sin ellos la vida no existiría, no debemos olvidarlo.

LA RELACIÓN BENEFICIO-RIESGO DE LAS VACUNAS

«Un médico es un hombre que introduce medicinas que conoce poco en un cuerpo que conoce menos todavía», denunciaba Voltaire. Está permitido preguntarse si es que aún hoy día conocen los médicos lo que recetan. Podemos dudar de ello cuando sabemos que la mayoría de los profesionales de la salud no saben siquiera lo que contienen las vacunas que recomiendan expresamente, tanto si están «informados» por los laboratorios fabricantes como si no han leído nunca publicaciones sobre los efectos secundarios, a veces temibles, que tienen las vacunas que aconsejan.

Por lo tanto, es importante quedar avisado de que las vacunas no son medicamentos. Las vacunas están destinadas a seres con buena salud con el propósito de prevenir una enfermedad hipotética, que la mayoría de las veces es muy benigna. Así, cuando se nos habla de la relación beneficio-riesgo de las vacunas, no hay que compararlo con el dilema que puede plantearse en ocasión de una enfermedad muy grave que puede curarse por un medicamento que ponga en peligro nuestra vida. Eso está muy lejos de ser el caso. También sería normal que todo candidato a vacunarse reciba una información exacta e independiente sobre los riesgos verdaderos que tiene la enfermedad de la que desea protegerse, y también de los riesgos que corre al vacunarse. Esta información debería provenir de personalidades realmente independientes que no tengan relación alguna con los laboratorios fabricantes.

La desinformación nos lleva a creer que la vida sería imposible sin vacunaciones y que, de todas maneras, si no producen bien alguno, tampoco pueden hacer daño, puesto que estamos convencidos de que la medicina debe restablecer la salud de los enfermos y no enfermar a los que están bien, convicción que es en sí misma un error garrafal porque todo tratamiento activo tiene efectos secundarios. Por otra parte, estos efectos se enumeran en los prospectos de las vacunas, pero nadie se molesta en leerlos y los laboratorios, que sin embargo los indican, los niegan cuando se les pregunta.

Además, como he destacado, la vacunación en masa impide que se instale la inmunidad natural, que se obtiene mediante el enfrentamiento con los virus y los microbios y que se transmite de una generación a otra. Hoy día las madres no tienen más que una inmunidad provocada por las vacunas, que está lejos de ser permanente, que no puede transmitirse a sus hijos y que hace que las enfermedades infantiles se manifiesten a edades en las que son mucho más peligrosas. A través de los medios de comunicación se instila en la gente, y luego se mantiene, el miedo a la enfermedad, y este miedo asegura que la dictadura médica se haga perenne. Ya decía Einstein que «hay que avisar a los hombres de que están en peligro de muerte... la ciencia se ha convertido en una criminal».

EL TERRORISMO DE LAS VACUNAS

La señora Sophie B. quiso inscribir a su hija en el Centro Recreativo de Mâcon, pero la rechazaron con el pretexto de que para la administración del centro el carnet de vacunaciones de la niña no estaba al día (aunque sí lo estaba respecto a la ley). De hecho, la Dirección Regional de Juventud y Deportes (DDJS, por sus siglas en francés) del departamento de Saône-et-Loire exige, contra la ley, las vacunas de refuerzo, que están recomendadas pero no son obligatorias. Sophie B. decidió no dejarse impresionar por un centro recreativo que se otorga a sí mismo el derecho de rechazar a su hija, cuando la niña fue aceptada en el colegio por el director del mismo. Le parecía que la DDJS sobrepasaba los límites legales en virtud de una circular, que ella misma le pidió al empleado encargado de las admisiones en vano.

Reclamó al diputado de su zona que se hiciera una investigación pública sobre estos abusos de poder y sobre el rechazo a inscribir en centros recreativos y guarderías a los niños que no tengan las vacunas que están solamente recomendadas, pero que se exigen como si fueran obligatorias. Sophie B. escribió igualmente a la Alta Autoridad de Igualdad y de Lucha contra las Discriminaciones para indicar que en los manuales escolares «el capítulo dedicado a las vacunaciones no deja que el alumno reciba una información justa y clara, que el cuadro resumen de las vacunaciones no distingue entre las vacunas obligatorias por ley y las recomendadas, con lo que no se respeta el deber de información». Añadía que el acto de las vacunaciones, no siendo un acto administrativo, sino médico, está regulado por el artículo 16-3 del Código civil, que estipula que debe obtenerse el consentimiento previo del interesado y que corresponde al médico demostrar que se ha cumplido con esa obligación. También indicó que los derechos fundamentales de la persona están por encima de las leyes de obligatoriedad de las vacunas, ya que estas están insertas en el Código de Salud pública y no tienen que ver más que con los «derechos sociales» y, por consiguiente, ocupan un lugar inferior al de los derechos del hombre en la jerarquía normativa. Y solicitó que los manuales escolares de terceros difundan una información clara, fiel y completa.

A su vez, la revista *Votre Santé* de diciembre de 2008 publicó el testimonio de Noémie B., ejemplo perfecto de la actitud que tienen ciertas administraciones que practican un verdadero terrorismo hacia los niños y sus padres. He oído muchas veces testimonios parecidos, pero este es ejemplar y muy reciente.

La joven Noémie pidió cita con la médico escolar; deseaba hablarle de su mochila, que pesaba nueve kilos, de su escoliosis y de los dolores crónicos de espalda que tenía desde que estaba en secundaria; quería que los médicos le examinasen la espalda. Sin embargo, lo primero que le pidió la enfermera fue su carnet de vacunaciones. Se dio cuenta inmediatamente de que no estaba al día. Noémie consiguió hablar a pesar del nudo que tenía en la garganta.

—He padecido alergias graves y epilepsia, me ha costado años recuperarme.

La doctora tomó su carnet, lo examinó y luego le dijo:

—Voy a prescribirte la vacuna DTP y la SPR.

A continuación le soltó un discurso sobre las vacunas que duró diez de los doce minutos de la consulta. Noémie mencionó la roséola gigante que le sobrevino después de una vacunación, pero no le dio tiempo de añadir que entonces no podía respirar de lo hinchada que tenía la garganta, porque la doctora la interrumpió:

—La roséola es una enfermedad infantil que tienen todos los niños pequeños, se ponen colorados, les pica la piel; ni siquiera es una enfermedad, es un fenómeno normal y nada peligroso.

Noémie relata así su experiencia:

—Frente a una doctora que me aterrorizaba con la idea de todas las enfermedades que iba a tener si no me vacunaba, asentí con la cabeza y me dije que hacerles cambiar de opinión iba a ser dificilísimo, por lo convencidas que estaban de que las vacunas son buenas para la salud. Dos personas para convencerme y dictarles a mis padres y a mi médico de cabecera lo que tenían que hacer. Tenía miedo, miraba alrededor para ver si tenían una jeringuilla preparada para mí. Asentí, mi cara lívida puso término a la entrevista, me sentí incómoda frente a estos «eslóganes publicitarios de las vacunas». Cuando creyeron que estaba convencida, me dejaron ir. Solamente dije «sí», que es lo que querían oír. Al final salí de allí con alivio, me preguntaba qué iba a hacer en el instituto y en la universidad, me dije que la lucha iba a ser dura y peligrosa. ¡Ah!, se me olvidaba: no pesaron mi mochila, no me hicieron ningún examen médico, no me revisaron la espalda... mis dolores no les interesaron. ¡Salí de allí sin respuesta para el problema diario de tener que llevar un peso de nueve kilos en los hombros y por el cual había acudido a la consulta!

La madre de Noémie no tiene intención de quedarse parada, está recogiendo otros testimonios para enviárselos al diputado correspondiente y después al ministro de Educación.

LA BURBUJA DE LAS VACUNAS VA A EXPLOTAR

El doctor Dominique Dupagne estima que la situación actual de la medicina está muy próxima a la de la economía de los años 2000. En enero de 2009 indicaba que la burbuja médica está a punto de explotar. «Hemos conocido recientemente la explosión de varias burbujas: Internet, inmobiliaria, financiera. Se conocen bien los mecanismos que llevan a una burbuja y a su explosión». Según él, este fenómeno no afecta solamente a los bienes materiales, sino que también tiene que ver con las prácticas, las ideas y las teorías. Es un fenómeno de inflación anormal del valor de un conjunto de objetos, un fenómeno automantenido y desconectado del valor intrínseco de los objetos y que siempre acaba por estallar después de un tiempo indefinido y variable. «Una burbuja nace cuando se reúnen una serie de condiciones», explica. El análisis del doctor Dupagne puede aplicarse perfectamente a la ideología que se esconde tras las vacunas: «Aumento duradero del valor de un grupo de objetos; negligencia, de carácter cíclico, de la evolución de este valor; opacidad del sistema de evaluación; conflicto de intereses entre los expertos y los objetos evaluados».

Esa opacidad y los conflictos de interés entre los expertos y los objetos evaluados son las bases sobre las que funciona el dogma de las vacunas: «La industria farmacéutica ha ganado fortunas gracias a las prescripciones de medicamentos. A partir de ahí financia sus cursos, sus expertos, sus investigaciones, su acceso a la información profesional. La disolución de la ética y de la independencia médica se combina con el repliegue de los poderes públicos».

Es verdad que la burbuja de las vacunas se dilata continuamente desde hace muchos años y que este fenómeno solo puede llevar a un estallido repentino, como ocurre con todas las burbujas, ya que esta «inflación administrativa sanitaria» –este crecimiento continuo de lo que se conoce como progreso médico– conlleva la desaparición de la medicina humanista, la degradación de la calidad de la atención médica, el deterioro de las relaciones entre los médicos y sus enfermos. Cuanto más baje esta calidad, tanto más nos costará la medicina. Es impensable que esta situación pueda durar indefinidamente.

El sobreconsumo de vacunas y la escalada de los precios harán que se vuelque la máquina. Los laboratorios han ido demasiado lejos guiados por su avidez, son ellos mismos los que provocarán su propia caída, como «la rana que se infló tanto que explotó». Las vacunas, exactamente como ocurre con nuestra agricultura intensiva, que ha contaminado los suelos y ha empobrecido la tierra, han intoxicado los organismos y disminuido los sistemas inmunitarios de las personas, así como los de los animales y los vegetales.

Por añadidura, muchos que rechazan los organismos modificados genéticamente en su alimentación aceptan, seguramente sin saberlo, las vacunas que los contienen y que se inyectan directamente bajo la piel sin pasar por los filtros naturales de la digestión. Ciertos fragmentos de ADN pueden generar mutaciones a medio o largo plazo y provocar efectos cancerígenos; pero las posibilidades mutágenas pueden necesitar años para desencadenar una patología cancerosa. ¿Quién establecerá entonces la relación entre la mutación y la patología tardía? ¿Cuánto tiempo ha hecho falta para que pudiéramos conocer los espantosos efectos de algunos medicamentos? De manera que se puede plantear la pregunta, que podría ser decisiva para algunos: ¿qué van a hacer los que están en contra de los organismos modificados genéticamente, pero que son partidarios de las vacunaciones, cuando todas las vacunas sean genéticas, lo que no tardará mucho?

Mientras esperamos que estalle la burbuja de las vacunas, la única manera de librarnos de ellas sin demasiados daños es abandonar el barco e intentar cuidarnos de otra forma, fuera de los caminos trillados y, sobre todo, con discernimiento. No es del gusto de las autoridades científicas que la gente reivindique por fin sus derechos fundamentales y aspire a saber lo que come, a ser consciente de los efectos secundarios de un medicamento, a conocer el contenido de una vacuna, a ocuparse de su cuerpo y de su espíritu. Debemos permanecer igualmente firmes en lo que respecta a las vacunaciones no obligatorias, pero «fuertemente aconsejadas», ya que estas representan un dineral para los laboratorios.

Pero cuando la verdad salga a la luz, lo que es inevitable, como ocurrió en el pasado, se oirá declarar a los responsables: «En el estado en que se hallaban los conocimientos en esa época, nadie podía saber lo que nos arriesgábamos a que sucediera». ¿No «podía», o no «quería»?

Así pues, seamos más razonables y más responsables que nuestros dirigentes y que los «expertos», ocupémonos nosotros mismos de nuestra salud, planteémonos buenas preguntas, aumentemos nuestra capacidad de discernimiento y, sobre todo, desterremos el miedo, que es un consejero malísimo y el instrumento favorito de todas las dictaduras. En el curso de los siglos los poderosos, como no podían tolerar las desviaciones de quienes se apartaban del sistema de pensamiento en boga, encontraron siempre numerosos medios de silenciar y de impedir las «molestias» de quienes se atrevieron a pensar y a actuar de otra manera. Los dirigentes deberían recordar una declaración del Parlamento de Rennes, de diciembre de 1787, que sigue de actualidad: «Los abusos tolerados y el olvido de las reglas llevan al desprecio de las leyes, y el desprecio de las leyes prepara la caída de los imperios».

Espero que estos abusos tolerados y el olvido de las reglas traigan la caída del imperio de las vacunas.

NOTAS

1. Vol. VI, 1810.
2. En *Affiches parisiennes et departamentales* y *Le Monde*, 21 de diciembre de 1977.
3. Philippe Decourt, *Les vérités Indésirables, Comment on falsifie l'histoire: le cas Pasteur*. La Vieille taupe, 1989.
4. *Souvenirs des milieux littéraires, politiques, artistiques et médicaux de 1880 à 1905*. Nueva Biblioteca Nacional, 1915.
5. *The Private Science of Louis Pasteur*, editorial Princeton University Press, 1995.
6. *Boletín oficial municipal*, 20 de diciembre de 1938.
7. Carta dirigida al doctor Neveu el 16 de noviembre de 1944.
8. «Lds maladies à prévention vaccinale dans les collectivités d'enfants et d'adolescents», Lyon, 2 de diciembre de 1997.
9. P. Strebel, G. Hussey, C. Metcalf, D. Smith, D. Hanslo y J. Simpson: «An outbreak of whooping». *Journal of Tropical Pediatrics*, marzo de 1991, 37 (2): 71-76.
10. *National Cancer Institute Monograph*, n.º 29, diciembre de 1968, pags. 63-70.
11. D. J. Bergsagel, M. J. Finegold, J. S. Butel, W. J. Kupsky y R. L. Garcea: «DNA sequences similar to those of simian virus 40 in ependymomas and choroid plexus tumors of childhood». *New England Journal of Medicine*, 9 de abril de 1992, 326 (15): 988-993.
12. Arthur Snider: «Vaccin Salk, on a frôlé la catastrophe», *Science Digest*, diciembre de 1963.

13. Weiner y otros: «Isolation of virus related to SV40 fom patients with progressive multifocal leukoencephalopathy». *New England Journal of Medicine*, 286, págs. 385-390.
14. O. P. Heinonen, S. Shapiro, R. R. Monsonc, S. C. Hartz, L. Rosenberg y D. Slone D.: «Immunization During Pregnancy Against Poliomyelitis and Influenza in Relation to Childbood Malignancy». *International Journal of Epidemiology*, 1973 (2): 229-236.
15. Krieg y otros: *Episomal simian virus 40 genomes in human brain tumors.* Proceedings of the National Academy of Sciences, 78 (10), págs. 6446-6450; 1981.
16. K. Shah y N. Nathanson: «Human exposure to SV40: review and comment». *American Journal of Epidemiology*, 103, págs. 1-12; 1976.
17. M. Carbone y otros: «Simian virus 40 like DNA sequences in human pleural mesothelioma». *Oncogene*, 13, págs. 1781-1790, 1994.
18. Carbone y otros: «SV40-like sequences in human bone tumors». *Oncogene,* 13, págs. 527-535; 1996.
19. H. Huang y otros: «Identification in human brain tumors of DNA sequences specific for XV40 large T antigen». *Brain Pathology,* 9 de enero de 1999.
20. *Panorama du médecin*, 13 de febrero de 1996, n.º 4356.
21. The Cochrane Database of Systematic Reviews: «Vaccines for preventing influenza» (1-2006).
22. C. S. White III, W. H. Adler y V. G. MaGann: «Repeated immunization: possible adverse effects. Reevaluation of human subjects at 20 years». *Annals of Internal Medicine*, 8 de noviembre de 1974; págs. 594-600.
23. El *Quotidian du médecin*, 13 de febrero de 1998.
24. *Science*, 18 de noviembre de 2005.
25. Australian Vaccination Network, Inc. PO Box 177 / BANGALOW NSW / 2479 Australia.
26. *British Medical Journal* del 12 de enero de 2010.
27. Hanna Nohynek, del Departamento de Vacunas para la Salud Pública Nacional.
28. «Method of producing a virus vaccine from a African green monkey kidney cell line».
29. Tomo 8, n.º 259, 1994.
30. G. Geidel, *Le Géneraliste*, n.º 1643, 1995.
31. N.º 4131, 1995.
32. *Le Concours médical*, vol. 15, n.º 4, 1993.
33. Programa *Nimbus* del 24 de marzo de 1998 en France 3.
34. France 5, 24 de febrero de 2009.
35. *Médecine et Maladies infectieuses*, 2003, 33.
36. Ver el *Libro blanco de la aterosclerosis*, abril de 2006.

37. Hammitt: «Hepatitis B immunity in children vaccinated with recombinant hepatitis B vaccine at birth: a follow-up study at 15 years». *Vaccine*, 25, págs. 6958-6964.
38. S. R. Bialek y otros: «Persistance of protection against hepatitis B virus infection among adolescents vaccinated with recombinant hepatitis B vaccine beginning at birth: a 15 year follow-up study». *Pediatric Infectious Disease Journal*; 27, págs. 881-885.
39. S. Sanjosé, R. Almirall, B. Lloveras, R. Font, M. Díaz, N. Muñoz y otros: «Cervical human papillomavirus infection in the femela population in Barcelona». *Sexualy Transmitted Diseases*, octubre de 2003; 30 (10), págs. 788-793.
40. J. M. Brotherton, M. S. Gold, A. A. Kemp, P. B. McIntyre, M. A. Burgess y S. Campbell-Lloyd, «New South Wales Health HV Adverse Events Panel: Anaphylaxis following quadrivalent human papillomavirus vaccination». *CMAJ*. 9 de septiembre de 2008; 179 (6), págs. 525-533.
41. J. J. Kim, S. J. Goldie: «Health and economic implicatins of HPV vaccination in the United States». *New England Journal of Medecine*, 21 de agosto de 2008; 359 (8), págs. 821-832.
42. *Europe 1*, 12 de febrero de 2007.
43. J. L. Prétet, A. C. Jacquard, M. Saunier, C. Clavel, R. Dachez, J. Gondry, P. Pradat, B. Soubeyrand, Y. Leocmach, C. Mougin y D. Riethmuller, grupo de estudio EDiTh: «Human papillomavirus benotype distribution in low-grade squamojs intreapithelial lesions in France and comparison with CIN2/3 and invssive cervical cancer». *Gynecologic Oncology*, agosto de 2008, 110 (2), págs. 179-184.
44. *Medical Journal of Australia,* «Cancer Jab Linked to Pancreas Diseases», 17 de agosto de 2008.
45. *Médecine et hygiène*, 12 de enero de 1983.
46. *Vaccinations, les Vérités indésirables*, Dangles, 2000.
47. T98 (40 bis), 1976.
48. Citado por Michel Georget en *Vaccinations, les Vérités indésirables*, Dangles, 2000.
49. G. A. Poland G. A. y R. M. Jacobson: «Failure to reach the goal of measles elimination. Apparent paradox of measles infections in inmunized persons». *Archives of Internal Medicine*, 2 de agosto de 1994; 154 (16), págs. 1815-1820.
50. *Bulletins et mémoires de la société médicale des hôpitaux de Paris*, 15 de junio de 1934.
51. *Vaccin Action*, n.º 1, pág. 995.
52. Grupo de reflexión sobre la vacuna SPR-CP 1010 - Lausanne.
53. D. McCracken y M. H. Hambling: «Rubella in university students». *Lancet*, 30 de junio de 1979; 1 (8131): 1-400.

54. *Bulletin épidémiologique hebdomadaire*, n.º 31, 1994, 26-2000.
55. Kristina Herrndobler, *Hearst Newspapers*.
56. R. O. West: «Epidemiological studies of malagnancies of ovaries». *Cancer*, julio de 1966: págs. 1001-1007.
57. *Autisme et vaccination, responsable mais non coupable*. Editorial Guy Trédaniel, 2007.
58. *Individuals With Disabilities Education Act data*, Ministerio de Educación de los Estados Unidos.
59. Mark Blaxill: «What's Going On? - The Questions of time Trends in Autism. Is Autism Increasing?». *Public Healt Reports*, noviembre-diciembre de 2004, vol. 119, págs. 536-551.
60. Baird y otros: «Prevalence of disorders of the autism spectrum in a population cohort of children in Sout thames: the Special Needs and Autism Project (SNAP)». *The Lancet,* 2006; 368: págs. 210-215.
61. Reunión Internacional de Investigaciones sobre el Autismo (IMFAR), mayo de 2008 y el estudio IMFAR.
62. 4 de abril de 2009, programa «Larry King Live».
63. A. J. Wakefield, S. H. Murch, A. Anthony, J. Linnell, D. M. Casson, M. Malik, M. Berelowitz, A. P. Dhillon, M. A. Thompson, P. Harvey, A. Valentine, S. E. Davies y J. A. Walker-Smith: «Ileal-lymphoid-nodular hyperplasia, non-specific colitis, and pervasive developmental disorden in children». *Lancet*, 28 de febrero de 1998; 351 (9103), págs. 637-641.
64. www.horne-roberts.co.uk/ebook/ACCESS_to_JUSTICE.html.
65. Andrew Jack y Ben Fenton, *Financial Times*, 2 de febrero de 2009.
66. *Financial Times*, 2 de febrero de 2009.
67. *The International vaccination Newsletter*, septiembre de 1995.
68. David Kirby, *The Huffington Post*, 26 de febrero de 2008.
69. www.SafeMinds.org.
70. Decretos 66.618, del 12 de agosto de 1966 y 65.213, del 19 de marzo de 1965.
71. E. Mallet, P. Fabre, E. Pines, H. Salomon, T. Staub, F. Schödel, P. Mendelman, L. Hessel, G. Chryssomalis, E. Vidor y A. Hoffenbach; Grupo de Estudio y Ensayo de la Vacuna Hexavalente: «Inmunogenicity and safety of a new liquid hexavalent combined vaccine compared with separate administration of reference licensed vaccines in infants». *Pediatric Infectious Diseases Journal*, diciembre de 2000, 19 (12), págs. 1119-1127.
72. G. T. Stewart y J. Wilson: «Pertussis vaccine and serious acute neurological illness in children». *British Medical Journal* (Clin Res Ed). 13 de junio de 1981; 282 (620), págs. 1968-1969. Gale y otros: «Risk of serious acute neurological illnes after immunization with diphteria-tetanus-pertusis vaccine. A

population-based case-control study». *JAMA*, 5 de enero de 1994; 271 (1), págs. 37-41.

73. G. Zinka, E. Rauch, A. Buettner, F. Rueff y R. Penning: «Unexplained cases of sudden infant death shortly after hexavalent vaccination». *Vaccine*, 26 de julio de 2006; 24 (31-32); págs. 5779-5780.
74. *La Presse médicale*, tomo 17, suplemento n.º 1, mayo de 1998.
75. Mike Frassinelli, *The Star Ledger*, 14 de enero de 2009.
76. *Pediatrics*, junio de 1951.
77. Imran Khan, *Indo-Asian News Service* y G. Vinayak en Guwahati.
78. *Courier international*, n.º 536 del 8 de febrero de 2001.
79. *Le Concours médical*, 1 de febrero de 1986.
80. N.º 45 (1995, pág. 1971).
81. *Un juif pas très catholique*, Rarnsay, 1980.
82. Introducción del coloquio «Faut-il avoir peur des Vaccinations», París, 16 de octubre de 1999.
83. *Revue de pathologie générale et de physiologie chinique*, enero de 1958.
84. M. M. Eihl, J. W. Mannhalter y G. Zlabinger: «Abnormal T-lymphocyte subpopulations in healthy subjets after tetanus hooster immunization». *New England Journal of Medicine*, 19 de enero de 1984; 310 (3); págs. 198-199.
85. R. De Long: «A possible cause of acquired immune deficiency syndrome (AIDS) and other new diseases». *Medical Hypotheses*, abril de 1984; 13 (4); págs. 395-397.
86. *Le Géneraliste*, 19 de febrero de 1985.
87. Lise Thiry: *Llamar de tú a los virus*, 1993, Editorial Labor, Bruselas.
88. M. Odent, E. Culpin y T. Kimmel: «Atopic eczema». *Lancet*, 9 de julio de 1994; 344 (8915); pág. 140.
89. Puede verse la entrevista con Angelika Kögel-Schautz en la cadena de televisión alemana *Alpenparlament TV* pinchando su nombre en varios sitios web de Internet.
90. N. A. Miller y G. S. Goldman, (mayo de 2001). «Infant mortality rates regressed against number of vaccine doses routinely given: Is there a biochemical or synergistic toxicity?», en *Human & Experimental Toxicology*.
91. Congreso de Medicina Complementaria, 6 de octubre de 1995.
92. *Giornale per la protezione della salute* (n.º 6, marzo de 1998).
93. *Los Angeles Weekly*, 9 de enero de 2003.
94. Robert F. Kennedy júnior. *Deadly Immunity* (www.rollingstone.com/politics/story/7395411(deadly_immunitiy).
95. Informe al primer ministro para el año 2003.
96. Calmann-Lévy, 1996.

97. Carta de Bernardine Atchinson a la Liga Nacional para la Libertad de las Vacunaciones, fechada el 24 de agosto de 1988.
98. Doctor Jacob Puliyel.
99. *La Recherche contre le tiers-monde*, La Découverte, 1985.
100. *Petite bibliothèque Payot*, 1977.
101. *Information ou désinformation?*, Ediciones Guy Trédaniel, 2004.
102. M. R. Odent, E. E. Culpin y T. Kimmel: «Pertussis vaccination and asthma: is there a link?», *JAMA*, 24-31 de agosto de 1994; 272 (8); pág. 592-593.
103. T. Jock Murray: *Multiple sclerosis, the histor of a disease*, Demos Medical Publishing, 2005.
104. Javier R. T., F. Sedarati F. y T. G. Stevens: «Two avirulent Herpes Simplex viruses generate lethal recombinnts in vivo», *Science*. 7 de noviembre de 1986; 234 (4777): 746-748.
105. D. A. Geier y M. R. Geier: «A one year followup of chronic arthiritis following rubella and hepatitis B vaccination based upon analysis of the Vaccine Adverse Events Reporting System VAERS database». *Clin Exp Rheumatol*. Noviembre-dicembre de 2002; 20 (6); págs. 767-771.
106. S. Korematsu, H. Miyahara y otros: «A relapse of systemic type juvenile idiopathic arthritis after a rubella vaccination in a patient during a long-term remission period». *Vaccine*, 1 de julio de 2009.
107. *Power of one-idea*, Rally, Washington DC, 22 de abril de 2002.

BIBLIOGRAFÍA

Ancelet, Éric: *Pour en finir avec Pasteur, un siècle de mystification scientifique*, Marco Pietteur, 1998.

Bechamp, Antoine: *Les Microzymas* (agotado).

Beljanski, Mirko y Monique: *La Santé confisquée*, Ediciones Guy Trédaniel, 2004.

Bousquet, Jacqueline y Simon Sylvie: *Le Réveil de la conscience*, Guy Trédaniel, 2003.

Brouwer, Louis de: *Vaccination: erreur médicale du siècle*, Louise Courteau, 1997.

Buchwald, Gerhard: *The Decline of tuberculosis despiste «protective» vaccination*, editorial F. Hirrhammer verlag GmbH, 2002.

____*The Vaccination nonsense*, Editorial F. Hirrhammer verlag GmbH, 2005.

Chavanon, Paul: *La Diphtérie, 1932. On peut tuer ton enfant*, Editorial Médicis, 1938.

Choffat, François: *Vaccinations: Les Droit de choisir*, Jouvence, 2001.

Coulter, Harris: *Vaccination: Social violence and criminality*, North Atlantic Books, Berkeley, 1990.

____ y Fisher, Barbara Loe: *A shot in the dark*, Avery Publishing Group, 1991.

Couzigou, Yves: *Phobie des microbes et manie vaccinale*, Vie et action, 1992.

Darmon, Pierre: *La Longue traque de la variole*, Perrin, 1986.

Daudet, Léon: *Souvenir des milieux littéraires, polotiques, artistiques et médicaux de 1880 à 1905*, Nouvelle Librairie Nationale, 1915.

Decourt, Philippe: *Las verdades indeseables, el caso Pasteur*, (Archivos Internacionales Claude Bernard), La Vieille taupe, 1989.

Delarue, Fernand: *L'intoxication vaccinale*, Le Seuil, 1977.

Delong, Richard: *Live viral vaccines biological pollution*, Carlton Press Corp, 1996.

Donatini, Bruno: *L'Intox, quelques vérités sur vos médicaments*, MIF, 1997.
Dutheil, Régis y Dutheil, Brigitte: L'Homme superlumineux, Sand, 1990.
____*La Médicine superlumineuse*, Sand, 1990.
Elmiger, Jean: *La Médicine retrouvée*, Maloine, 1985.
____*Maladies auto-immunes*, Biosophie, 2008.
Ferru, Marcel: *La faillite du BCG*, Princeps, 1977.
Georget, Michel: *Vaccinations: Les vérités indésirables*, Dangles, 2000.
Halvorsen, Richard: *The Truth about vaccines*, Gibson Square, 2008.
Hervieux, Laurent: *La Pratique de l'immunothérapie à doses infinitésimales*, Roger Jollois, 1996.
Hobson y colaboradores: *Adverse effects of pertussis and rubella vaccines*, Washington DC, National Academy Press, 1991.
Illich, Ivan: *La Némésis médicale*, Le Seuil, 1975.
Joët, Françoise y Bernard, Claude: *Hépatites: Les vaccins catastrophe*, Alis, 1996.
Joët, Françoise: *Tétanos: le mirage de la vaccination*, Alis, 1998.
Kalmar, Jacques: *Carnet immunologique*, Les Bardes, 1972.
Lenglet, Roger y Topuz, Bernard: *Des lobbies contre la santé*, ediciones Syros, 1998.
Levy, Joseph: *La révolution silencieuse de la médicine*, Le Rocher, 1988.
Loir, Adrien: *À l'ombre de Pasteur - souvenirs pesonnels*, Le Mouvement sanitaire, 1938.
Londechamp, Guy: *L'Homme vibratoire,* Amrita, 1993 y 1998.
Mendelsohn, Robert: *Des enfants saisn, même sans médecin*, editorial Soleil, 1987.
Meric, Jean: *Vaccinations, je ne serai plus complice*, Marco Pietteur, 2004.
Miller, Neil Z.: *Immunization theory vs reality*, New Atlantean Press, Santa Fe, 1996.
Nonclercq, Marie: *Antoine Béchamp, l'homme et le savant, originalité et fécondité de son oeuvre,* Maloine, 1982.
Pilette, Jean: *La Poliomyéliter: quel vaccin? quel risque?*, L'Aronde, 1997.
Scheibner, Viera: *Vaccination*, Scheibner, Australia, 1993.
Simon, Sylvie: *Vaccination l'overdose, déjà*, 1999, (3.ª edición).
____*Information ou désinformation?*, Guy Trédaniel, 2003.
____*Les Dix plus gros mensonges sur les vaccins*, Dangles, 2005.
____*La Nouvelle dictature médico-scientifique*, Dangles, 2006.
____*Ce qu'on nouscache sur les vaccins*, Delville, 2006.
Staub, Hervé: *Les énergies vibratoires et le mystère de la vie*, Jean-Paul Bertrand, 2003.
Tissot, J.: *Constitution des organismes animaux et végétaux, causes des maladies qui les atteignent*, 3 vol., Laboratoire de physiologie générale, París, 1926, 1936, 1946.
Wilson, G. S.: *The hazards of immunization*, The Athlone Press, 1967.

Asociaciones

Liga Nacional para la Libertad de las Vacunaciones (LNPLV)
Presidente: Jean-Marie Mora
B.P. 816-74016 Annecy Cedex
Tel.: 04 50 10 12 09
lnplv.acy@wanadoo.fr

Asociación para la Libertad de la Información Sanitaria (ALIS)
19, rue de l'Argentière – 63200 Riom
Tel y Fax: 04 73 63 02 21

ASSO E3M (Ayuda a los Enfermos de Miofascitis Macrofágica)
25, rue de Verdun – 21650 Vitteaux
Presidente: Patrica Baslé - Tel: 03 80 33 92 98
patouvite@aol.com»
Vicepresidente: Suzette Pires - Tel: 08 70 73 12 13
piresfamille@free.fr

RAY GALLUP
TAAP (Proyecto de Autoinmunidad contra el Autismo) www.TAAP.info
Gallup_r@stmisb.adm.stevens-tech.edu

Doctor F. Edward YAZBAK
Autism Research, 70 Viewcrest Drive, Falmouth, MA 02540, USA
TLAutStudy@aol.com

ÍNDICE